U0383903

静脉治疗
病人必读

主 编　夏开萍　袁 忠　林 琴

CS K 湖南科学技术出版社·长沙

《静脉治疗病人必读》编委会名单

主　编：夏开萍　袁　忠　林　琴
副主编：王玉花　黄康博　彭　惠　谭开宇
绘　图：王童语
编　委：（按姓氏笔画排序）

王玉花　　湖南省肿瘤医院
王童语　　湖南省肿瘤医院
邓诗佳　　湖南省肿瘤医院
吕　婕　　湖南省肿瘤医院
朱芙蓉　　湖南中医药大学第一附属医院
朱阿睿　　娄底市中心医院
刘华云　　湖南省肿瘤医院
何日莲　　湖南省肿瘤医院
谷红辉　　湖南省肿瘤医院
林　琴　　湖南省肿瘤医院
林小平　　湖南省肿瘤医院
欧阳淑娟　湖南省肿瘤医院
金灿欢　　湖南省肿瘤医院
胡辉平　　湖南省肿瘤医院
袁　忠　　湖南省肿瘤医院
夏开萍　　湖南省肿瘤医院
黄康博　　中山大学肿瘤防治中心
彭　惠　　湖南省肿瘤医院
彭　瑶　　湖南省胸科医院
彭廷云　　湖南中医药大学第一附属医院
蔡　歆　　湖南省肿瘤医院
谭开宇　　湖南省肿瘤医院
谭梅芳　　郴州市第一人民医院
薛志辉　　长沙市妇幼保健院

前　言

　　静脉治疗作为临床最常见的疾病治疗手段之一，广泛应用于各类医疗场所。随着医疗技术的不断发展，静脉治疗技术也得到了发展，关于如何保证静脉治疗安全有效的话题越来越被人们广泛关注。2014年，原国家卫生计生委颁布的《静脉治疗护理技术操作规范》提出："应对患者和照顾者进行静脉治疗、导管使用及维护等相关知识的教育。"研究表明，静脉治疗需医护患共同参与才能更好地保证治疗的顺利完成。作为长期工作在临床一线的医务人员，每天都与静脉治疗的病人及其家属接触，在向他们进行静脉治疗知识宣教的同时，经常会听到病人及其家属各种各样的提问：晕针怎么办？输液前要做哪些准备？输液时要怎么翻身？病人可以自己调节输液速度吗？随着新的静脉治疗工具的普及，病人及其家属提出了更多新的问题：怎样选择不同的输液工具？置入PICC怎么维护？PORT植入后可以游泳吗？等等，不胜枚举。

　　编委们在临床工作中发现了大众静脉治疗知识的欠缺及静脉治疗知识普及的重要性，为了增进大众对静脉治疗知识的了解，促进病人及家属主动、正确参与静脉治疗，编委们组织了静脉治疗领域的相关专家及临床护理人员，选取了300多个具有代表性的问题，策划和编写了这本《静脉治疗病人必读》。

　　本书为静脉治疗知识科普图书，内容涵盖了静脉治疗的作用、注意事项、不良反应，输血献血须知，儿童、老年人等特殊人群的静脉治疗要点，无痛内镜等检查时的静脉用药，不同输液工具的选择与注意事项以及静脉治疗案例分析等多个方面。采用一问一答的形式，通过通俗的语言对每个问题进行详尽地解答，系统地向广大读者及静脉治疗人群介绍静脉治疗的相关知识。希望可以通过这种形式更好地帮助广大读者了解静脉治疗相关知识，认识到静脉治疗中自我管理的重要性，让病人及其家属了解在静脉治疗过程中可能遇到的一些现实问题并提供相应的预防、处理措施，主动参与静脉治疗全过程，减少静脉治疗相关并发症。同时也为医学及护理专业学生、社区和基层医院的医疗工作者等人群的学习和工作提供一些借鉴与参考，让他们掌握有关静脉治疗的新知识、新理念，并不断传递到千家万户。

　　编委们希望以这本书为契机，帮助广大读者掌握静脉治疗常识，提高自我护理及照顾家属的能力，并能树立主动参与疾病治疗、护理的意识。让医护患共同携手，用心呵护健康；让生命之花常开，健康之树常绿；让健康幸福永远伴随大家！

　　由于编委们水平有限，本书难免存在不足之处，恳请广大读者不吝赐教！

2023 年 7 月

目　录

第一章
认识静脉治疗

　　静脉治疗作为广大群众所熟知的疾病治疗方式之一，几乎遍及所有医疗场所，在治病救人过程中发挥着不可替代的作用，拯救了无数的生命。但是，您可知道，在静脉治疗发展历程中走了许多的弯路。有记录显示，人类历史上的第一次输血付出了生命的代价；曾经牛奶等液体也被输入人们的血管。随着人类对科学认知的不断提高和医疗技术的不断发展，静脉治疗也发生了巨大变革。为了让大家更加全面、深入地了解静脉治疗，本章从静脉治疗的作用、静脉输液工具的更替等方面进行科普，希望丰富读者的静脉治疗知识，提升大众的输液安全意识。

1. 什么是静脉治疗？

　　静脉治疗是指通过静脉给人体输注药液、营养制品、血液及血液制品，以治疗疾病为目的的一种治疗方法。那么静脉治疗就是静脉输液吗？不是的，医学上的静脉治疗包括静脉注射、静脉输液和静脉输血（图1）。

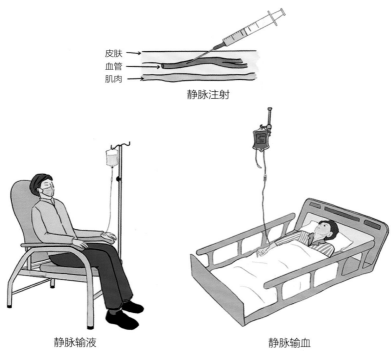

皮肤 →
血管 →
肌肉 →

静脉注射

静脉输液   静脉输血

图1   静脉治疗的方法

2. 什么是静脉注射？它的主要作用有哪些？

　　静脉注射是一种常见的静脉治疗方法。它是将无菌药液直接用注射器注入静脉血管内以发挥治疗作用的过程。它主要用于以下几种情况：

　　（1）需要快速发挥药效时：静脉注射药物可以快速发挥药理作用。比如急救时需要快速发挥药效，部分药物常采用静脉注射的方法。

　　（2）诊断和检查前用药：例如增强 CT、增强磁共振等检查前需要静脉注射对比剂，改变病灶与周围组织的对比度，以便更加清晰地观察病灶。

（3）补充营养：当您发生低血糖晕厥时，医务人员会通过静脉注射 50% 葡萄糖注射液来缓解低血糖的症状。这就是静脉注射用于补充营养的实例。

3. 什么是静脉输液？它的主要作用有哪些？

静脉输液就是我们常说的"打点滴"，它是将药物或无菌溶液直接输入静脉血管的一种治疗方法，是临床抢救和治疗疾病的重要措施之一。静脉输液的主要作用有"三补一输"：

（1）补充体液及电解质：对于严重腹泻、剧烈呕吐、尿崩症、严重烧伤等各类脱水病人，医务人员会给他们"打点滴"以有效地补充人体内丧失的体液、电解质，纠正水、电解质及酸碱平衡失调。

（2）补充营养物质：对于因各类疾病导致营养不良的病人（如癌症晚期及不能经口进食的病人），也可通过"打点滴"的方式以补充营养，供给热量，维持生命。

（3）补充血容量：对于消化道大出血、大咯血、异位妊娠破裂出血等导致血容量不足的病人，可通过"打点滴"来增加血容量，改善身体微循环，维持身体内环境的稳定。

（4）输入药物：医务人员常将抗生素、化疗药等通过静脉输入病人体内，达到治疗疾病的目的。

4. 静脉输液是不是"万能"的？

您身边有没有这样的人，一旦感冒发热便主动要求医生给他"打点滴"，而且想打"消炎药"。生活中常常有人认为"点滴"打得越早、用药越贵、越高级，病就好得越快。其实，这些都是错误的观念。我们常说的"消炎药"，也就是抗生素，主要用于治疗细菌感染。而一般感冒大多是病毒感染导致的，不需要输注抗生素。而存在细菌感染时使用的抗生素也不是越贵越好，不合理使用抗生素会导致人体对细菌产生耐药性和菌群失调。除此之外，"打点滴"还有可能出现不良反应，如发热、静脉炎、穿刺点感染等。所以普通的感冒发热不需要"打点滴"，更不需要打"消炎药"。拒绝过度输液，从现在开始，从你我做起。

5. 静脉输液中的"静脉"在哪里？

静脉输液是通过静脉输入各种药液、营养液等。那么静脉究竟在哪里呢？人体的血管根据构造和功能的不同，分为动脉、静脉和毛细血管。这三类血管与心脏一起组成了人体的循环系统，遍布全身各个角落。静脉分为浅静脉和深静脉。大家在手背和手臂上看到的"青筋"就是人体的浅静脉，是静脉治疗中一次性静脉输液钢针穿刺和外周静脉留置针穿刺最常用到的静脉，儿童还可以用头皮静脉来进行输液。深静脉位置比较深，多与动脉伴行，肉眼看不到，医务人员在进行中心静脉导管穿刺时借助 B 超仪可以看到。

6. 哪些静脉常用于输液？

虽然静脉血管遍布全身，但并不是所有的静脉都适合输液。一般情况下，医务人员通常会选择手背、手臂等上肢静脉进行输液。

那为什么很少选择下肢静脉输液呢？因为下肢距离心脏远，下肢静脉路径长且静脉内瓣膜多，从而引起下肢静脉血流速度比上肢缓慢，药物在静脉血管内停留时间相对较长，从而加重药物对血管的损害，易产生静脉血栓和静脉炎。而且下肢输液时病人活动不方便，对日常生活影响也大。所以，静脉输液常选择上肢而很少选择下肢，除非是特殊病情不能经上肢输液时才会选择下肢。

7. 静脉输液常用的液体有哪些？

静脉输液常用的液体有：葡萄糖注射液（俗称糖水）、氯化钠注射液（俗称盐水）、葡萄糖氯化钠注射液（俗称糖盐水）及钠钾镁钙葡萄糖注射液等。葡萄糖注射液可以提供水分和热量；盐水及钠钾镁钙葡萄糖注射液能补充病人所缺少的水分和电解质。并且，静脉治疗的药物大都是溶解在这些"糖水"或"盐水"中，再输入人体。

静脉输液用的糖水、盐水和我们平时喝的糖水、盐水有什么不一样吗？

当然是不一样的！我们平时喝的糖水、盐水是根据个人的喜好在白开水中添加糖或盐，对于浓度和无菌状态没有严格的要求。而输液用的液体，对糖和盐的浓度有严格的规定，如 5% 葡萄糖注射液、0.9% 氯化钠注射液，并且液体要求严格无菌。

所以我们输液用的"糖水""盐水"可以喝，但是我们喝的糖水、盐水却不能用来输液。

8. 静脉输液常用的输液工具有哪些？

1957 年，一次性静脉输液钢针问世后得到了广泛的应用。随着科技和医疗技术的发展，输液工具的种类逐渐多元化，一次性静脉输液钢针、外周静脉留置针、中线导管、经外周静脉置入中心静脉导管（PICC）、输液港（PORT）、中心静脉导管（CVC）等工具应运而生。

　　静脉输液工具根据其导管前端留在人体血管的位置分为外周静脉输液工具和中心静脉输液工具。外周静脉输液工具的导管前端位于人体的外周静脉内，如手背、手臂的静脉等，这类工具有一次性静脉输液钢针、外周静脉留置针和中线导管等（图2）。而中心静脉输液工具的导管前端位于与心脏相连接的大静脉内，也就是上（下）腔静脉内，主要有 PICC、CVC、PORT（图3）。

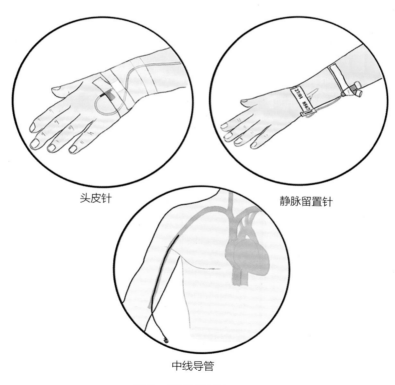

头皮针　　　　　　　　　　　　静脉留置针

中线导管

图2　外周静脉输液工具

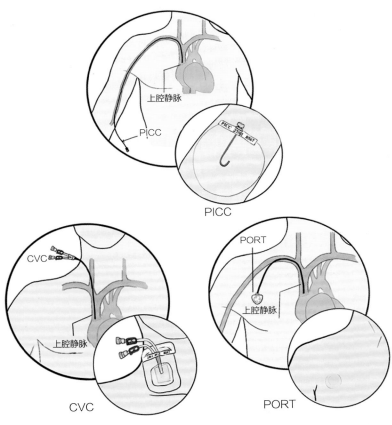

图 3　中心静脉输液工具

9. 输液穿刺前为什么要在穿刺部位的上方捆扎胶皮管?

　　医务人员在输液穿刺前,都会用一根胶皮管捆扎穿刺部位的上方,这样做的目的是什么呢? 原来人体的静脉血液流动是有方向的,是从外周静脉流回心脏,输液穿刺前在穿刺部位的上方用胶皮管捆扎后可以暂时阻断从穿刺部位下方回流到心脏的血液,使血液在捆扎胶皮管局部的静脉中聚集，从而使穿刺局部血管充盈、变粗，容易辨认，有利于穿刺，且容易看到回血。这样就能提高医务人员"一针见血"的成功率。

10. "久病真的能成良医"吗？

"久病成良医"指的是那些经常生病的人，去医院看病时记住医生看病时的言语、用药及检查结果等，然后依葫芦画瓢地去网上或书上查阅相关医学知识，拿自己的症状与网上或书本描述的症状进行对照，或者从他人口中获取与自己疾病相关的一些知识，久而久之也可以滔滔不绝地讲述一些医学常识，能解决一部分问题。

但是具有这些碎片性的医学知识就能说自己是一名"良医"吗？答案是否定的。人有个体差异，同一种症状可由多种疾病引起，同一种药物用在不同的病人身上结果不一定完全一样。为了避免耽误病情，错失治疗的最佳时机，生病一定要去医院就诊，不能凭借自己一知半解的知识处理。所以"久病不能真的成为良医"。

第二章
了解常用的静脉输液用品

在电影《我是谁》中有这样一个桥段，成龙为了抢救被蛇咬伤的车手，用椰子、橡胶管、钢针等工具制作了一个"简易输液器"，成功挽救了车手的生命。输液器是开展静脉输液的重要工具，电影中的片段简单描绘了输液器在静脉输液中的运用：椰子相当于"输液瓶"、橡胶管相当于"输液管"、钢针相当于"穿刺工具"。随着医疗技术的发展，输液工具越来越精细，可以更好地减轻病人痛苦，提高输液质量。那么，到底什么是输液器？它由哪些部分组成？为什么病房使用的输液器会有不同的颜色？本章从输液器的基本知识、输液器各部分的作用及输液泵使用的注意事项等方面进行科普，聊聊常用的静脉输液用品。

1. 什么是输液器？

输液器是静脉输液时将药液和人体静脉血管相连接的无菌静脉输注装置。它的一头插入装有药液的药瓶内，另一头通过静脉穿刺工具与人体静脉血管相连，两头用无菌输液软管连接起来，这样药液可通过软管直接进入机体发挥作用。

输液器种类繁多，医务人员会根据病人的病情、药物的性质来选择合适的输液器。下面介绍临床上使用最普遍的输液器结构，它由以下几个部分组成：瓶塞穿刺器、输液软管、滴壶、流速调节器、过滤器、静脉针。每一个组成部分都有其作用（图4）。

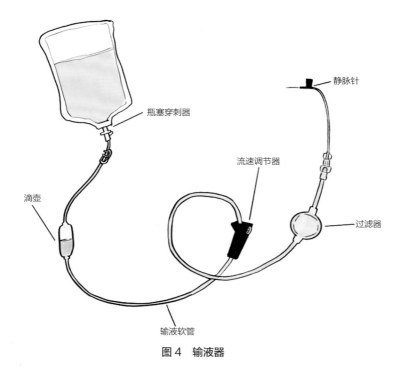

图4 输液器

（1）瓶塞穿刺器：输液器上的瓶塞穿刺器是药液进入输液器的入口，将瓶塞穿刺器穿过输液袋（瓶）的瓶塞进入输液袋（瓶）中，药液在重力的作用下就能进入输液器，通过输液器进入人体。

（2）输液软管：输液软管是药物流进体内的通道，有些药物需要避光就会选择有避光作用的软管。

（3）滴壶：输液器中的滴壶有显示输液速度的作用，医务人员平时查看药物的滴速就是通过滴壶来完成；有些滴壶还可以用来紧急添加药物。一般滴壶内的药液在二分之一到三分之二比较适宜。

（4）流速调节器：输液器中的流速调节器是一个齿轮开关，

具有控制输液速度的作用。因为不同的药物要求的输注速度不尽相同，所以在输液过程中，不可随意调节流速调节器，以免影响治疗效果。

（5）过滤器：输液器中的过滤器是输液器终端带有的大小不一的过滤装置，用来阻拦药液中用肉眼无法看到的微粒，从而使这些微粒不会随药液输入人体血液，使输液更加安全。

（6）静脉针：输液器上的静脉针是用于静脉穿刺的，将静脉针穿刺到静脉内就能进行输液了。当然如果病人身上留有输液工具（比如外周静脉留置针、PICC、PORT等），就可以去掉静脉针，将输液器的螺纹口连在输液工具上就可以进行输液了。

2. 为什么输液器有不同的颜色？

目前临床上使用的输液器种类很多，颜色也有不同，这是为什么呢？根据药物的药理性质使用不同的输液器。普通药液的输注使用无色透明的输液器即可；部分特殊药液会用到棕色、橘色等有颜色的输液器，如复方维生素注射液等药物遇光会加速药物氧化分解，影响药物疗效，所以输注此类药物时需要选择具有避光作用的棕色或橘色等有颜色的输液器，从而保证药物疗效。

3. 为什么输液时有些输液瓶外面会套一个不透明的袋子？

输液瓶外面套的不透明袋子，我们称为"避光袋"，一般是棕色或黑色的。其原理与有颜色的输液器是相同的，也是为了避免部分药物在输注过程中受到光线照射发生氧化、分解、变色等反应，影响药物疗效，甚至增加药物毒性。

4. 为什么有些输液瓶需要插通气管才能输液？

在使用玻璃瓶或者硬塑料包装的药液输液时，护士会在瓶口上插一根通气管，这是做什么用的呢？要了解这个问题，首先得了解输液的原理。输液是利用大气压与液体静压形成的静脉输液系统内压高于人体静脉压，使液体流入人体静脉内。插入通气管就是为了让空气进入输液瓶内，平衡输液瓶内外气压，使液体匀速流入人体血管内。

当使用软塑料包装输液时，随着袋内液体的减少，软袋逐渐变扁，自动平衡软袋内外大气压，不需要插通气管。这种全密闭静脉输液方式更加安全，且不会因外界空气进入而引起污染。

另外，有的输液器通气口与输液器的瓶塞穿刺器是一体式的，输液时也不需额外插通气管。

5. 什么是输液微粒？

输液微粒是指输入人体的药液里含有不能被人体所代谢的颗粒杂质，直径一般为 $1 \sim 15 \, \mu m$，少数颗粒更大。输液微粒主要来源有药液生产制作过程中混入的微粒、配药时瓶塞上的橡胶微粒、安瓿瓶折断时的玻璃微粒、输液时输液器上的微粒，以及空气中的尘埃、细菌、病毒等。

6. 输液微粒对人体有危害吗？

在输液过程中，输液微粒可伴随着液体通过输液管道进入人体。微粒对人体的危害取决于微粒的大小、形状、化学性质、微粒堵塞血管的部位和程度，以及人体对微粒的反应。输液微粒污染对人体的危害主要有以下几方面：

（1）直接堵塞血管，引起局部组织供血不足。

（2）形成血栓，引起血管栓塞和静脉炎症。

（3）微粒进入肺部毛细血管，影响肺功能。

（4）刺激组织引起炎症或形成肿块。

（5）部分病人还可能引起血小板减少及发生过敏反应。

7. 怎样减少输液过程中的微粒污染？

医务人员无法完全避开输液过程中的微粒污染，但是输液器上的过滤器可以帮助减少微粒污染。不同输液器上的过滤器滤膜孔径大小不同。普通输液器上的过滤器滤膜孔径大，只能过滤大微粒；精密输液器的过滤器滤膜孔径小，可以过滤更小的微粒。那么是不是过滤器滤膜孔径越小越好呢？当然不是，如果过滤器滤膜孔径太小，有些药物便不能通过过滤器，达不到治疗效果。所以输液时医务人员会根据药物来选择带有相应滤膜孔径的输液器。

8. 什么是输液泵？

输液时有剂量和速度的要求吗？是越快越多就越好吗？当然不是，有些药液的输注（如升血压的药物、抗心律失常的药物）、静脉麻醉以及婴幼儿静脉输液等都需要严格控制药量和速度，否则就有可能出现不良反应，甚至导致生命危险。为了保证这些药物能够以准确的剂量、精确的速度安全地进入体内发挥作用，一种称为输液泵的工具出现了，它可以通过设定参数，来达到严格控制输液量和输液速度的目的。

临床上使用的输液泵类型多样，性能也有所不同，有机械控制装置（如弹力输注泵）和电子控制装置（如电子输注泵）。随着治疗方案的不断更新，有些药物需要长时间连续输注，为了不影响病人的日常生活，一种方便病人携带的输液装置应运而生。这种便携式的输液装置临床上习惯称为输注泵。它轻巧、方便，病人可以边输注药物边带泵活动。常用于输注某些化疗药物、止痛药物等，病人在长时间输注期间，经医务人员评估、许可后可居家治疗（图5）。

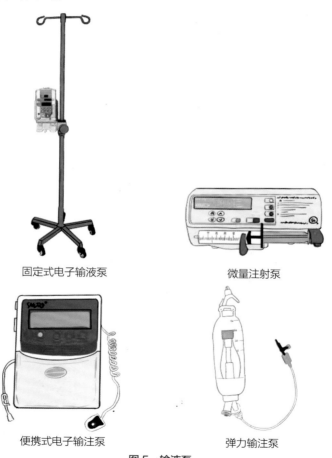

固定式电子输液泵　　　　　　　　微量注射泵

便携式电子输注泵　　　　　　　　弹力输注泵

图5　输液泵

9. 使用输液泵输液时有哪些注意事项?

使用输液泵输液时，病人及家属要注意以下几点：

（1）维持参数：在使用输液泵进行输液前，医务人员会设置好各种参数，病人及家属不要随意触碰输液泵面板上的按钮，以免改变输液参数，影响疗效或者引起严重不良反应。

（2）固定：使用弹力输注泵时对延长管和弹性球囊的位置有一定要求。所以，医务人员固定好的延长管和弹性球囊不要随意挪动。

（3）观察：在输液泵输液过程中，注意保护输液的肢体，观察"打针"的部位有无肿痛，如发现异常情况应及时告知医务人员。

（4）求助：使用固定式输液泵需要离床活动时，要请护士来处理。电子输液泵有报警系统，出现报警时不要惊慌，立即呼叫医务人员。

10. 携带便携式电子输注泵离开病房时有哪些注意事项?

临床上便携式输注泵种类很多，下面介绍一种电子输注泵的使用注意事项。携带电子输注泵离开病房必须在病情允许、征得医务人员同意的情况下，且要牢记以下几点（图6）：

（1）防跌落：妥善固定电子输注泵，可以做个"小书包"，把输注泵放进"小书包"里，也可放在口袋里，活动时要注意避免碰撞输注泵或避免将其跌落到地上。

（2）防碰撞：医务人员设置好各种参数开始输液后会启动按键锁定（类似各类电器的儿童锁），防止误碰。病人及其家属不要

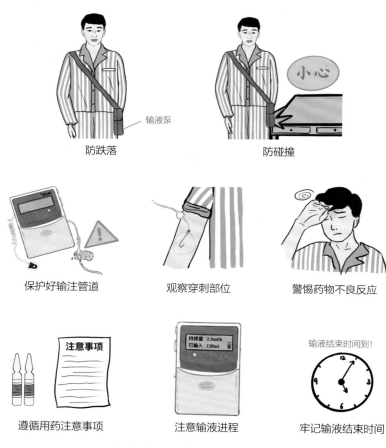

防跌落　　　　　　　　　防碰撞

保护好输注管道　　　观察穿刺部位　　　警惕药物不良反应

遵循用药注意事项　　注意输液进程　　　牢记输液结束时间

图6　携带便携式电子输液泵离开病房的注意事项

随意触碰按键，以免改变输注参数。携带输注泵的过程中，防止重物撞击输注泵，以免输注泵损坏。

（3）保护好输注管道：输注过程中把输注泵的管道摆放在合适的位置上，防止输注管道打折、分离或者脱出，发现异常情况立即联系医务人员。

（4）观察穿刺部位：发现穿刺处肿胀，穿刺点和穿刺血管出现红、肿、疼痛等不适立即返回病房。

（5）警惕药物不良反应：与用药目的无关，并给病人带来不适或者痛苦的反应就是不良反应，一般情况下药物的不良反应是可以预知的。所以病人携带输注泵离开病房之前要了解所用药物的不良反应，输注过程中出现不适及时与医务人员联系，按医务人员的嘱咐返回病房。

（6）遵循用药注意事项：用药前了解注意事项，按照医务人员的要求饮水、进食、活动及休息等，以减轻药物的不良反应。

（7）注意输液进程：观察储液囊液体有没有随着输液时间的延长而逐渐减少，减少的比例是否符合输液速度，比如输液时间过去一半了，储液囊内的液体也应该减少一半。如果发现储液囊内液体减慢的速度不太符合设定的输液速度，应及时返回病房。

（8）牢记输液结束时间：记住输液泵输液结束时间，并观察储液囊内液体量，在输液结束前回到病房。

第三章
静脉输液的注意事项

　　您还记得自己第一次输液或者见到其他人输液时的场景吗？面对那锋利的针头，您是不是也曾说过："护士，扎针疼吗？您能给我轻点扎吗？我怕疼。"现在，就让我们来聊聊输液过程中遇到的问题。本章从输液前准备、输液过程中的常见问题及解决方式等方面进行科普，希望能指导大家正确识别输液问题，减少输液不良反应。

1. 为什么要根据医嘱按时输液？

　　在医院治疗有时会遇到上午输一瓶药液，下午输一瓶药液的情况。很多人想知道这些药水能不能一次性输完？答案是肯定不行的！药物必须根据医嘱按时输注，因为药物输入体内后，药物浓度逐渐达到最高值，随后会随着机体代谢等原因，浓度会不断降低。想要药物输入体内后达到理想的治疗效果，药物在血液中须保持一定的浓度，比如抗生素在血液中要达到特定浓度才能消灭或抑制细菌。为了维持血液中药物的浓度，医务人员必须在特定时间补充药物，让浓度再次上升，从而发挥最佳治疗效果，所以就会出现上午、下午各输一瓶药液的情况。

　　大家可能又会问，补充药物的时间又是如何决定的呢？这个是根据药物进入人体血液后，其浓度从最高值下降至一半所需要的时间来决定的，这个时间称之为药物半衰期。不同药物半衰期不同，给药间隔时间也不同：半衰期长的，每日给药一次就够了；半衰期短的，每日需给药 4~6 次。

所以输液时间不要随意选择，输液时间应严格根据药物的半衰期来决定，病人一定要遵照医嘱按时输液。

2. 输液前需做哪些准备?

为保证安全、顺利地完成输液，您在输液前要做好如下准备（图 7）：

（1）熟悉环境：熟悉床头、厕所按铃位置，便于出现紧急情况时呼叫医务人员。检查地面是否有水，扶手是否牢固，灯光是否明亮等，发现问题应及时告知医务人员，以便事先做好处理。

（2）排空大小便：输液前要排空大小便，以减少输液过程中由于排便、穿刺肢体过度活动引起的针头脱出、针头回血、输液管脱落等意外情况。排空大小便后取舒适体位，以轻松的姿态来接受输液治疗。

（3）准备好日常用品：输液前应将日常用品（如水杯、纸巾等）放于床头方便拿取的地方，以减少输液过程中穿刺肢体的频繁活动，避免造成穿刺针和输液管路移位、脱出、脱管等现象。

（4）精神放松：您打针前会感到紧张或恐惧吗？会担心护士一针扎不进去吗？担心药物有不良反应吗？紧张、恐惧的心理会导致静脉血管收缩，血管变小，打针就不容易"一针见血"了。所以说精神放松对于穿刺成功非常重要，您可以通过与护士沟通、与陪同的家人或朋友聊天、看书、听音乐等多种方式分散注意力，从而减轻紧张恐惧的心理。

（5）了解使用药物的注意事项：输液前您可以自行阅读或向医务人员了解自己所用药物的名称、作用及副作用、全天的用药量、输液的大致时长、需要特别注意的事项、如何观察药物的疗效及常见输液反应的症状与防治方法等，以便于心中有数，并及时将不良反应告知医务人员。

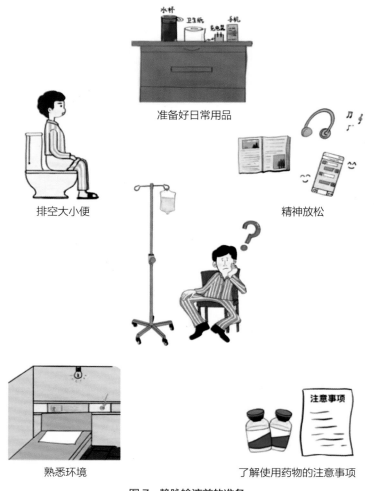

图7   静脉输液前的准备

3. 可以空腹输液吗?

当您去诊所或医院输液前,护士通常会问:"您吃过饭了吗?"护士这一声问候可不仅仅是打招呼,还有更深层的意思,就是确认病人是否适合现在输液,因为人体不适合在空腹状态下输液。

首先,空腹时静脉穿刺的刺激容易引发晕针反应;其次,空腹输液时有些药物可能会引起反酸、胃痛、恶心呕吐等不适;最后,空腹时的低血糖反应和药物过敏反应有相似的症状,比如恶心、心慌、头晕等,会影响医生对病情的判断。

当然,有时候会因病情、治疗或检查要求等特殊情况只能空腹输液,如全身麻醉手术前、肠梗阻等,这些情况医务人员会提前告知。

4. 输液时穿什么衣服合适?

病人生病后多体虚,喜欢穿多点且紧一点的衣服来保暖。但是输液时,却适合穿宽松、舒适的衣服,特别是衣袖要宽大。过紧的衣服不方便穿脱,容易使输液针头移位甚至脱出,以及输液管路松脱,而且衣袖过紧会影响外周静脉血液的回流,从而使静脉输液受阻,造成手臂肿胀。所以输液时请穿着宽松、舒适的衣服,特别是衣袖宽大的衣服。

5. 输液时怎样配合更利于护士"一针见血"?

穿刺成功是安全输液的前提,那么怎样配合更利于护士"一针见血"呢?

(1)握拳运动:静脉穿刺前做几分钟握拳运动,也就是"一抓一松"的动作，可以提高穿刺血管的充盈度，使血管看起来粗大清晰，利于静脉穿刺。

（2）热敷穿刺部位：血管条件差、穿刺难度大的病人，可以在护士穿刺之前用热水袋或热毛巾敷穿刺部位，以扩张血管。

（3）下肢穿刺的准备：选择下肢静脉穿刺时，在静脉穿刺之前先站立或者让双腿保持下垂的姿势，有利于下肢静脉的充盈，提高穿刺成功率。

（4）放松身心：穿刺有轻微疼痛时，不能移动穿刺部位，以免影响护士穿刺，导致穿刺失败。此时可做深呼吸，深吸一口气，再慢慢呼气，让身心放松。

做好以上几点，有助于护士静脉穿刺做到"一针见血"（图8）。

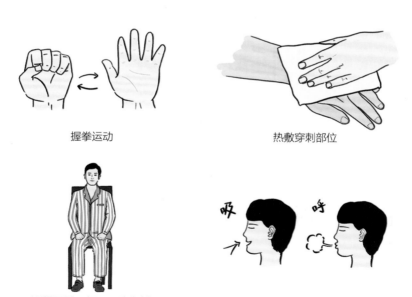

握拳运动　　　　　　　热敷穿刺部位

双腿下垂，便于下肢穿刺　　　　　放松身心

图8　输液"一针见血"的配合方法

6. 输液过程中是否可以适当活动?

您有没有在输液过程中因害怕针头脱出而躺在床上一动不动,结果输液完毕后手疼、腰疼、肩膀疼的经历? 其实在输液过程中不需要一动不动,在病情允许的情况下,可根据医务人员的指导适当活动。不过在床上翻身、活动肢体等过程时需要注意保护好输液器和针管,防止输液管道或针管受压、脱出。

7. 如何观察输液速度?

病人可以通过输液器的滴壶观察到输液速度。输液开始时,医务人员会根据病人年龄、病情、药物性质等多个因素调节好输液的速度。输液过程中发现已经调节好的输液速度发生了改变,应及时告知医务人员来处理。

8. 输液速度可以自行调节吗?

输液速度是不可以自行调节的。为了发挥最大的药效,根据病人的病情、药物性质的不同,都有其最佳的滴速要求。有的病人宜慢不宜快,如存在心肺疾患的病人,输液速度过快,短时间内输入过多液体会影响心肺功能,加重病情;有的药物宜快不宜慢,如甘露醇输注太慢达不到药物治疗效果;甚至有的药物改变速度还会有致命的危险,如补钾的药物、降血压的药物都有严格的输液速度要求。

因此,输液过程中不能自己随意调节输液器开关(流速调节器),需要按照医务人员设定的速度进行输液。

9. 为什么输液时输液瓶要挂在合适的高度?

输液时,我们会发现输液瓶被挂在一定高度的位置,这个瓶子的高度是否可以自行改变呢?前面我们了解了输液的原理,知道了如果把输液瓶的位置调高会增加输液系统内压,导致输液滴速变快。如果把输液瓶位置调低则会降低输液系统内压,导致输液滴速变慢。因此,输液瓶悬挂位置的调整相当于改变输液速度,所以是不可自行调整高度的。而且当输液瓶低到一定位置使输液系统内压低于人体静脉压时,甚至会导致血液沿着针头逆流入输液软管。当流入输液软管的血液过多、时间过长时,会造成血液凝固堵塞针管,需要重新穿刺。所以在静脉输液时,输液瓶要挂在一个合适的高度上,不可随意调整高度。

10. 输液过程中可以自行加温药液吗?

冬天喝冷水凉飕飕的,喝温热开水全身都暖呼呼!同样,冬天输液时,由于输入的药液比较凉,会有手臂冰凉、全身冰冷的感觉。那么这个时候病人可以自行加温药液吗?告诉大家这个行为是不可取的。因为某些药物遇热后会对药物的疗效产生影响。如果需要加温药液可以在明确药物加热不会对疗效产生影响后,由医务人员在输液管上安装专门的输液加热装置,来提高输入药液的温度。

11. 低温天气输液如何保暖?

低温天气输液时,可以在手上加盖毛巾、衣服等物品保暖,也可以将手放进被子里保暖,或者使用空调、取暖器等来提升室温，保持适宜的温度；使用加热不影响疗效的药物时，可以在输液侧的肢体贴暖宝宝或者用热水袋保暖，但要注意防烫伤。使用不能直接加热的药物，可在输液部位的远端放置热水袋。

12. 使用热水袋时有哪些注意事项?

使用热水袋保暖时易造成皮肤烫伤，使用前需经过医务人员评估。并注意以下几点（图9）：

（1）控制水温：热水袋的水温不宜过高，成人一般以60℃~70℃为宜，老人、婴幼儿等病人，水温应低于50℃。

（2）检查热水袋是否漏气、漏水：可以先用冷水试装热水袋，然后将热水袋倒挂查看是否漏水，或者在热水袋空袋时旋紧盖子，

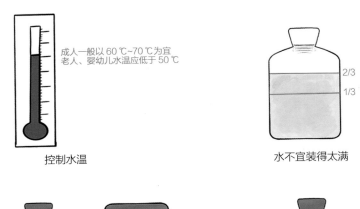

控制水温

水不宜装得太满

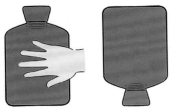

检查热水袋是否漏气、漏水

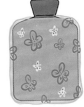

预防烫伤

图9 使用热水袋的注意事项

用手挤压袋身检查热水袋有无漏气。

（3）水不宜装得太满：装水 1/2~2/3 即可。装好后需排尽袋内空气再旋紧盖子。

（4）预防烫伤：用专用布袋或毛巾包裹热水袋，不能将热水袋裸露着直接接触皮肤。使用过程中，病人及家属应定时检查皮肤颜色有无发红，如出现发红应移开热水袋。

13. 输液过程中出现液体不滴该如何处理？

输液过程中您可能会遇到液体不滴的情况，这时您千万别惊慌，可以从以下几点先分析产生液体不滴的原因并对症处理：

（1）输液系统内压过低：如果是输液的穿刺部位抬高了，或者是输液瓶挂得太低，使输液系统内压小于静脉压就会导致液体不滴。这时，应联系医务人员检查，确定是输液瓶的位置问题后，可在医务人员的协助下放低肢体，或将输液瓶挂高，使输液系统内压大于静脉压就可以了。

（2）输液针头脱出血管：当您发现穿刺处及周围皮肤发红、肿胀、疼痛，同时伴有液体不滴或滴速变慢等表现，应该是输液针头脱出血管了。这时应立即关闭调速器，报告医务人员处理。

（3）输液管道堵塞：当您看到输液管道内有液体结晶或者血液，而且药液停止往下滴了，可能是药物结晶或者输液管道内回血凝固导致输液管堵塞。这时您需要立即呼叫医务人员处理。

（4）输液肢体弯曲：输液过程中因输液肢体弯曲，使输液工具打折或者紧贴血管壁，可能出现药液不滴的情况。可通过改变肢体位置、用纸盒固定输液部位附近的关节等方法调整，直到液体滴入通畅为止。

（5）输液管道受压：身边的被子、衣物等物品压迫输液管道或体位不当导致身体压住了输液管道，或者输液管道被卡在床栏等位置，也可引起药液不滴。这时需移开这些物品或改变体位，或移开管道，重新将输液管道摆放在身体上方或被子上，避免输液管道受压。

（6）液体流速调节器未打开：输液过程中还可能遇到护士或者病人自己将输液调速器关闭后忘记打开的情况。病人及家属发现后不能自己随意打开调速器开关，要报告医务人员来处理。因为前面介绍过各种药物的滴速是有规定的，不可随意调节。

14. 输液过程中看到管道回血该如何处理？

输液过程中看到输液管道中出现了"回血"（血液倒流入输液针头、接头或输液器软管中），不要慌张，请立即呼叫医务人员来处理，可能是以下几种情况导致：

（1）输液瓶位置太低：液体缺乏进入血管的动力导致血液倒流，这时只需要把输液瓶升高或者把输液穿刺部位放低即可。

（2）未插通气管或者通气管堵塞：前面介绍过软袋输液不需要插通气管，但玻璃瓶及硬塑料瓶输液是需要插通气管的。如果未插通气管或者通气管堵塞，也会出现"回血"。这时只要医务人员插入或更换通气管即可恢复正常输液。

（3）液体输完时没有及时更换：药液输完了却没有被及时发现，这时的体内静脉压大于输液系统内压，血液会顺着输液针倒流到输液管。发现药物输完时，不要慌乱，可以关闭输液器的流速调节器，告知医务人员更换输液瓶，防止血液流出太久出现凝固并造成堵塞。

15. 输液过程中突然发现输液管道脱开该如何处理？

输液过程中发生输液管道脱开，一般有以下两种情况：

（1）输液器从输液瓶塞里拔出：这种情况发生的原因大多是病人在输液过程中不小心进行了大幅度翻身，把输液器从输液瓶内扯了出来。处理方法：立即关闭输液器的流速调节器，找不到流速调节器时可将输液管反折，同时呼叫医务人员处理。切记不能自行将输液器重新插入输液瓶中，否则会污染液体，引起感染（图10）。

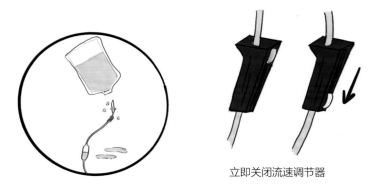

立即关闭流速调节器

图10　输液器从输液瓶塞里拔出的处理

（2）输液器与输液工具分离：一般有两种情况，一是输液器软管上压着厚厚的被子、衣服，二是输液器与输液工具连接不紧。此时病人活动牵扯了输液通路导致输液器与输液工具分离。处理方法：将输液器的流速调节器关闭或反折过滤器上方管道。如果是一次性静脉输液钢针输液，还要将针头上方的管道同时反折，以避免血液外流，同时告知医务人员处理（图11）。

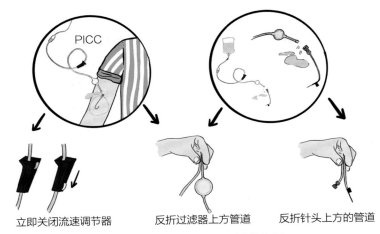

立即关闭流速调节器　　反折过滤器上方管道　　反折针头上方的管道

图11　输液器与输液工具分离的处理

16. 输液过程中输液管道内有空气该如何处理?

输液时发现输液管道内有空气，不要恐慌，先看看输液瓶内是否还有药液。如果瓶内还有药液，且只有少量的空气在滴壶上方的软管里，不要急，空气会随着药液流到滴壶里，只是使滴壶的液面稍稍下降，只要滴壶内有液体，就不会对输液产生影响。如果是滴壶下方的软管里有空气，则应立即关闭输液器的流速调节器，告知医务人员来处理。当然，如果输液瓶内没有药液，那就要立即呼叫医务人员来更换液体或者拔针。

17. 腹泻或便秘的病人在输液过程中容易出现哪些问题?

腹泻或便秘的病人在输液过程中容易出现以下问题：

（1）输液针脱出：腹泻的病人因为总是有便意，排便后又有排便不尽的感觉，需要反复往厕所跑，所以频繁更换体位，输液侧肢体活动过度，容易造成输液针脱出血管，致使药物外渗到血管外，造成局部肿胀，甚至坏死。

（2）跌倒：因排便困难或排便不尽，每次蹲厕时间较长，起立时可能发生眩晕、跌倒等情况。

（3）穿刺困难：严重腹泻的病人可能会出现脱水、静脉不充盈的情况，导致静脉穿刺困难。

18. 腹泻的病人在输液过程中有哪些注意事项？

严重腹泻病人每日排便可达十几次以上，难道总是提着输液瓶上厕所？这可是个大问题啊，看看医务人员怎么解决吧。

首先，建议病人在床上或者床旁排便，排便后注意及时清洁肛门和肛周皮肤，并涂麻油或者根据医务人员的指导使用皮肤保护剂，以免大便刺激肛周皮肤。

其次，医生会根据腹泻的原因及程度使用止泻、抗感染等药物。指导病人卧床休息，减少肠蠕动，注意腹部保暖，吃清淡半流质饮食，比如稀饭、米汤等。

19. 便秘的病人在输液过程中有哪些注意事项？

便秘的病人用力排便时腹部压力增高，容易引起导管"回血"，导致输液工具堵塞，那么便秘要如何处理呢？

长期便秘的病人容易出现焦虑、抑郁，家属应积极疏导病人情绪，增强其恢复健康的信心。可在医生指导下口服乳果糖或番泻叶等软化大便，多饮水；还可采用简易通便剂如开塞露、甘油栓来软化大便，润滑肠壁，刺激肠蠕动，促进排便。如果简易通便剂不能排出大便，还可以通过灌肠软化大便，使大便排出来。

大便实在排不出来，可以戴涂润滑油的手套直接用食指或中指插入肛门，将硬结大便抠出（心脏病病人及身体极度虚弱者慎重使用此方法）。值得提醒的是，灌肠和用手取便须遵医嘱，由医务人员执行。下面介绍简易通便剂的使用方法。

简易通便剂的用法如下：

开塞露法：
① 病人取左侧卧位。
② 开塞露 1~2 支，将前端剪开。
③ 挤出少许液体润滑开口处。
④ 将开塞露前端轻轻插入肛门后，将药液全部挤入直肠内。
⑤ 尽量保留 5~10 分钟后再排便。

甘油栓法：
① 病人取左侧卧位。
② 将甘油栓插入肛门至直肠内。
③ 抵住肛门处轻轻按摩。
④ 保留 5~10 分钟后再排便。

20. 输液病人如何预防便秘？

长时间卧床输液可能引起便秘，尤其是老年人。做到以下几点可预防便秘（图 12）：

（1）合理安排排便时间：病人应在没有输液的时间段合理安排排便时间，理想的排便时间是早晨起床或者餐后 2 小时。有无便意都定时去蹲厕排便，久而久之就形成了习惯。

（2）多进食新鲜的蔬菜水果：如粗纤维含量多的韭菜、芹菜等，少吃辛辣食物。

（3）多饮水：保持一日 3~5 杯温开水（1500~2000 mL），尤其是每日晨起或餐前饮一杯温开水，可以促进肠蠕动，刺激排便反射。输液量多及心肺功能异常者可按照医务人员的建议适当减少饮水量。

（4）按摩腹部：每日用双手按摩腹部，以肚脐为中心顺时针

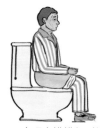

合理安排排便时间

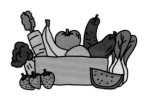

多进食新鲜的蔬菜水果

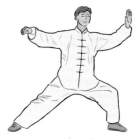

适当运动

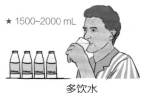

多饮水

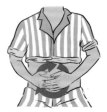

按摩腹部

图 12　输液病人便秘的预防措施

按摩，每日 2~3 次，每次不少于 30 圈。长时间输液的病人可用未输液的手按摩，也可由他人协助，促进肠蠕动。

（5）适当运动：输液结束后适当锻炼，病情允许可以选择散步、太极拳、做操等。

21. 输液过程中要如厕怎么办？

输液过程中如何上厕所是输液病人很担心的一个问题，输液病人能不能轻松如厕？医务人员帮您想办法！

使用外周静脉留置针、PICC、CVC、PORT 输液的病人需要如厕时，在病情允许的情况下，可以呼叫医务人员将输液管与输液工具分离，暂停输液，轻松如厕！如厕后再将输液管与输液工具连接好，继续输液。

使用一次性静脉输液钢针输液的病人需要如厕时，由于一次性静脉输液钢针前端锋利，起床易引起"走针"。"走针"是指输液针刺破或者滑出血管，致使药物进入到血管外的皮下组织。因此宜用便盆（男性病人小便可用尿壶）在床上大小便。

22. 输液过程中如何在床上大小便？

输液过程中在床上大小便可以遵循以下流程：

① 拉上床帘。
② 协助病人平卧于床中间。
③ 在臀下垫一次性尿垫。
④ 反折被子到腰部。

⑤ 裤子脱至膝盖。

⑥ 病人弯腿，用脚跟抵在床上。

⑦ 照护人员站在床一侧，一手托住病人的腰部，协助其抬起臀部，另一手将便盆放在病人臀部下。

⑧ 盖好被子，拉好床栏。

⑨ 待病人大小便结束，放下床栏。

⑩ 反折被子到腰部。

⑪ 擦拭会阴及肛周皮肤。

⑫ 一手托病人的腰部，协助其抬起臀部，另一手将便盆取出。

⑬ 再次用湿巾清洁会阴及肛周皮肤。

⑭ 撤去尿垫，协助病人穿好裤子。

⑮ 将反折的被子重新盖好。

23. 输液过程中病人可以独自起床如厕吗？

很多病人不习惯床上大小便，会偷偷地独自起床如厕。这是很危险的行为，独自起床如厕是引起跌倒最常见的原因之一，能不能起床如厕应遵循医务人员的建议。医务人员会根据病人病情、使用的药物及输液方式来判断病人是否可以起床如厕，不能起床的病人应在床上大小便，以保证自身安全。

24. 输液过程中如厕有哪些注意事项？

输液过程中如厕要严防跌倒。上厕所时应用没有输液侧的手抓住扶手，蹲下和起来时动作宜缓慢。如突然有头晕目眩、出冷汗等不适感觉，暂时不要移动身体，保持镇静。可以立刻按下厕所内的红色按钮或拉线开关（紧急呼叫装置）呼叫医务人员，切勿独自起身。

为防止发生跌倒，建议病人输液时如厕要有家属或者医务人员全程陪伴。切记，厕所门不要反扣，方便出现紧急情况时医务人员进入！

25. 如厕后继续输液有哪些注意事项？

使用外周静脉留置针、PICC、CVC、PORT 输液的病人如厕后呼叫医务人员重新接上输液装置并检查输注是否通畅。

使用一次性静脉输液钢针输液的病人如厕后，要注意观察有无"走针"的发生。如穿刺点有肿胀、疼痛，输液不通畅等，应及时呼叫护士处理。

26. 输液过程中病人躁动时如何防止输液管道脱开？

输液过程中病人躁动时可采取以下两种方式来防止输液管道脱开：

一是进行肢体约束。躁动病人输液中可适当采取保护性约束，使用防拔管约束手套，或者用棉垫包裹病人的手腕或踝部，再用绷带打成双套结套在棉垫上，然后将绷带的带子系于床沿，固定病人的手或脚（图13）。约束过程中家属如果发现病人出现指（趾）头冰凉、肿胀或者皮肤发紫等末梢血液循环不良的表现，要立即告知医务人员。

二是加固输液管道和输液工具：根据治疗需要选择合适的输液工具，并针对输液管道和输液工具给予适当的加固措施，比如可使用输液器防脱落装置，防止输液器与输液瓶脱开，使用丝袜或者专用保护套加固外周静脉留置针及 PICC 等。具体方法见第十一章和第十二章相关内容。

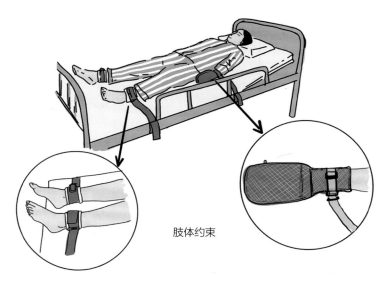

肢体约束

图 13　躁动病人肢体约束方法

27. 输液过程中呕吐有哪些注意事项?

输液过程中可能出现呕吐的病人，需要在输液前准备好呕吐时要用到的物品，比如漱口水、纸巾、塑料袋、垃圾桶等。呕吐时注意保护输液工具及输液管道，防止输液工具及输液管道松脱，呕吐物污染物品及环境。具体做法如下：

（1）准备好呕吐时要用到的物品：输液前将纸巾放在易拿的位置，比如床头柜、枕头边等，垃圾袋挂在床边，或者将垃圾桶摆放在方便呕吐的位置。

（2）遵医嘱使用止呕药物：出现恶心、呕吐时，要及时告知医务人员。医务人员会根据发生原因和严重程度采取止呕措施。

（3）避免输液工具脱出及污染：出现呕吐时如果身边有陪护，由陪护固定病人有输液工具的手，给病人拍背，将病人的头背向有输液工具的一侧。呕吐时让有输液工具的部位保持不动，低头向下呕吐。

（4）清洁口腔：呕吐后用漱口水或清水漱口，擦净嘴角呕吐物。

（5）检查输液有无异常：待呕吐停止，医务人员会检查输液工具、输液管道有无松脱，有无回血及堵塞等异常情况，并进行相应处理。

28. 输液过程中咳嗽有哪些注意事项？

咳嗽是呼吸道受到刺激而引发的一种保护性反射动作。在输液过程中咳嗽，病人最担心的问题有咳嗽影响正常输液，痰液污染衣服、被子及环境等。所以输液过程中咳嗽要注意以下几点：

（1）防止把输液器从输液瓶内扯出来：咳嗽的人往往习惯用手按压胸部来减轻咳嗽给自己带来的疼痛等不适感。在输液过程中突发咳嗽，如果使用的是一次性静脉输液钢针输液，就不要用打针的手按压胸部或者捂嘴，防止"走针"；如果使用的是 PICC、CVC、PORT 等输液工具，手就可以活动，但是手活动的力度及范围不能太大。

无论是使用何种输液工具输液，都要注意活动幅度，防止把输液器从输液瓶内扯出来。

（2）避免污染环境：咳嗽时用纸巾（病人活动不便或者病情不允许的情况下家属可协助）遮掩口鼻，咳嗽完毕把纸巾丢弃，并擦洗手部或者用快速消毒液消毒手。若病情允许也可戴口罩来防止呼吸道分泌物污染环境。

（3）清洁口腔：咳嗽后擦净嘴角痰液，用漱口水或清水漱口，保持口腔清洁。

（4）检查输液有无异常：剧烈咳嗽完毕，按呼叫器呼叫医务人员检查输液工具、输液管道有无松脱，有无回血及堵塞等异常情况，并进行相应处理。

29. 药液输完后输液瓶内的空气会进入体内吗？

很多病人及家属看到输液瓶内的液体滴完了，护士没有及时更换药瓶会很惊慌，担心药液输完了接着就会输入空气。其实普通输液在输完药液后，软管内的空气是不会进入体内的。因为输液是利用大气压和药液的液体压共同对抗病人体内的静脉压，让药液流入体内。当药瓶内的药液不断减少，液体压不断下降，慢慢地会与静脉压达到一个平衡，药液便不再流动，当药液完全输完，液体压低于静脉压时，血液反而会反流入输液管。

但是如果使用的是加压输液就不一样了，加压输液是指在输液袋的外面用加压装置加快药液的输注速度。比如临床紧急抢救病人，有时需要通过给药液加压让药液快速输入人体内。这时候的输液因为有外力加压，药液输完后空气可以在强大的外力作用下输入人体内。所以如果进行的是加压输液，输液完毕后要及时更换药瓶或拔出输液管道。否则非常危险！

30. 病人在输液过程中如何翻身？

正在输液的病人翻身时须特别注意保护输液管道和输液工具，防止脱出。翻身前先整理好输液管道，防止被衣服、被子、床栏或者病人自己的身体压住，在固定好各种管道及输液工具后可自行翻身。

当病人无法自行翻身时，可采用以下方法帮助病人翻身。

（1）一人翻身法：适用于体重较轻的病人。

① 病人仰卧，两手置于腹部，两腿弯曲。

② 放下近侧床栏，拉起对侧床栏。

③ 将病人肩部和臀部移至近侧床沿。

④ 操作者一手扶病人肩部，一手扶病人膝部，将病人轻轻推向对侧。

⑤ 将软枕垫于病人背部、胸部和两膝间，拉起近侧床栏。

恢复仰卧位时，先移去两膝之间的软枕，再移去背部软枕、胸部软枕，顺势将病人背部放下，抱住病人的肩部和臀部将病人移至床中间，双臂自然置于身体两侧。

（2）二人翻身法：适用于病人体重较重或者病情较重但无颈椎损伤的病人。

① 病人仰卧，两手置于腹部，两腿弯曲。

② 操作者二人均站在病人准备背向的一侧，放下近侧床栏，拉起对侧床栏。

③ 操作者将双手及前臂置于病人身下，一人托住病人颈肩部和腰部，另一人托住臀部及腘窝部，二人同时用力将病人移至近侧床沿，再将病人轻轻推向对侧，背向操作者。

④ 放置软枕在病人背部、胸部及两膝间，拉起近侧床栏。

恢复仰卧位时，先移去两膝间软枕，再移去背部、胸部软枕，顺势将病人背部放下，一人托住病人颈肩部和腰部，另一人托住臀部及腘窝部，二人同时用力将病人移至床中间，双臂自然置于身体两侧。注意翻身后检查并将病人肢体各关节摆放于功能位置，保持输液管道通畅。

31. 长期卧床的输液病人出现皮肤压力性损伤的原因是什么？

皮肤压力性损伤是因为身体局部组织长期受压，血液循环障碍，局部组织持续缺血、缺氧，致使皮肤失去正常功能而引起的局部组织破损和坏死。长期卧床的输液病人，比如偏瘫病人、危重病人等，如果长期处于一种姿势，会导致局部皮肤长时间受压，出现压力性损伤。

32. 长期卧床的输液病人如何预防皮肤压力性损伤？

压力性损伤是长期卧床或躯体移动障碍的病人出现的最严重的皮肤问题，具有发生率高、发展快、难治愈等特点，所以预防压力性损伤尤为重要。防止长时间固定的卧位或者坐姿，定时主动或由他人协助变换体位是预防压力性损伤的关键。下面介绍长期卧床的输液病人预防皮肤压力性损伤的要点。

（1）2小时翻身一次：卧床病人建议每2小时翻身一次。可以左侧卧→平卧→右侧卧 / 右侧卧→平卧→左侧卧 / 左侧卧→右侧卧→平卧 / 左侧卧→右侧卧→左侧卧等，这样交替轮换卧位，总之不能长时间处于同一种姿势。

（2）保护易患压力性损伤的部位：容易受压或者缺乏脂肪组

织、肌肉组织保护的部位易发生压力性损伤，如肩胛骨、骶尾部、下肢的内外踝、足跟部位等。可在此部位垫软枕、海绵垫，骶尾部可以使用 U 形枕，也可在骨隆突处粘贴泡沫敷料减压，以缓冲重力对骨隆突处的压迫。

（3）保持床单的清洁、干燥：尽量不要在床上堆放衣物，保持床上清洁、平整无皱褶。对于大小便失禁的老年人，床上可以使用大片的尿不湿，便后用湿巾纸或温水冲洗清洁皮肤，不可用力擦拭皮肤。皮肤清洁后使用含有凡士林的润肤剂或保湿霜，维持皮肤正常的水合作用。有条件者，可以使用皮肤保护剂涂抹在局部皮肤上，避免或尽量减少大小便对皮肤的刺激。

（4）加强营养：营养不良的病人在医务人员的指导下加强营养，多吃高热量、高蛋白质、高维生素的饮食，如鸡蛋、牛奶、肉类、蔬菜等，以增加机体抵抗力及皮肤修复能力。

33. 皮肤出现压力性损伤如何处理？

皮肤压力性损伤发生是个逐渐进展的过程。开始只有皮肤颜色的改变，慢慢地可发展为皮肤组织、肌肉溃烂坏死等严重后果，所以需要早期处理。其处理方法因压力性损伤的分期而异。具体方法如下：

（1）Ⅰ期：此期表现为受压部位的皮肤出现红、肿、热、痛、麻木，皮肤完整性没有受到破坏。处理方法：医务人员会用水胶体或泡沫敷料保护和促进皮肤修复；家属可协助病人勤翻身，使用气垫床，骨隆突处垫软枕、海绵垫或压力性损伤专用垫，防止受损皮肤持续受压。

（2）Ⅱ期：此期的表现为受压部位的皮肤表面有水泡或者真皮层部分缺失。医务人员会用水胶体敷料、水凝胶敷料或聚合物敷料保护和促进皮肤修复，酌情处理水泡。家属可在医务人员的指导下按照Ⅰ期介绍的方法避免局部继续受压。

（3）Ⅲ～Ⅳ期：此时皮肤全层都遭到破坏，局部皮肤破溃，甚至全层皮肤坏死，深达骨骼有时伴有恶臭。这时需要及时控制感染，否则会引起脓毒血症，甚至危及生命。出现这种情况，应由外科医生或伤口治疗师进行清创处理，去除坏死组织，减少感染机会，并采取措施促进创面愈合。

34. 输液结束后如何预防跌倒？

病人输液结束后如果马上起床容易引起跌倒，特别是输注降压药物或者输注会引起血压下降、嗜睡等反应的药物后；因输液卧床时间过长的病人，突然起床也容易头晕、乏力，站立不稳，导致跌倒。所以，输液结束后不要着急起床。

为了安全起见，输液后起床首先遵循预防跌倒"起床三步曲"，即先在床上睁眼躺30秒—床沿坐30秒—床旁站30秒，无头晕、胸闷等不适症状后再活动（图14）；其次，注意房间的光线是否充足，光线暗时应开灯；再次，选择大小合适，鞋底防滑的鞋子；最后，走路时避开过道上的障碍物，两脚稍分开以增加身体的平衡能力，还要特别小心厕所的门槛，防绊倒。

整个过程中如果有不适就立即停止活动，并缓慢蹲下、坐下或者躺下，然后呼叫医务人员。

35. 感觉快要跌倒了该怎么办？

走路时如果突然出现不适，比如头晕、胸闷、出冷汗等容易发生跌倒的迹象时，可立即背靠墙，抓住扶手，或者缓慢蹲下、坐下，并示意周围的人协助。如果是在医院里，可示意周围的人呼叫医务人员。

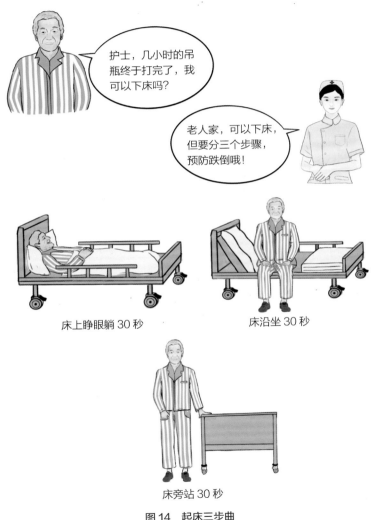

图 14　起床三步曲

36. 跌倒后有哪些处理措施?

跌倒后根据跌倒时身体的损害程度采取相应的处理措施。比如轻度的皮肤擦伤只需对皮肤进行消毒处理,重度皮肤裂开要对伤口进行外科处理等。不同损伤部位的处理也不同,例如头部着地须按照医生的要求进行头部 CT 或者其他检查。总之,跌倒后病人要注意休息,如果出现头痛、头晕、呕吐等症状要及时告知医务人员,并配合医务人员完成相关检查及处理。

以下是预防跌倒的"十知道",希望引起大家的重视。

预防跌倒"十知道"

"一知道"行动不便、虚弱、无法自我照顾、智力下降的病人,请家属在旁陪伴,协助活动。

"二知道"下床时请慢慢起来,特别是您在服用某种特殊药物时,如降压药、安眠药等。

"三知道"当您需要协助时,请按呼叫铃,护士会来到您身边。

"四知道"保持地面干燥,如地面潮湿或有积水,应绕开走,并及时告知工作人员处理。

"五知道"将您的物品收纳于柜中,保持走道通畅。

"六知道"卧床时请拉起床栏,特别是病人躁动不安,意识不清时。

"七知道"请穿上合适尺码的衣裤,以免绊倒。

"八知道"请将生活用品放在容易取到的地方。

"九知道"病房保持光线明亮,使您行动更安全。

"十知道"上厕所时如您需要帮忙,请按呼叫铃。

37. 输液完毕后能立即离开病房吗?

输液完毕后不能立即离开病房,要在病房休息一会儿,征得医务人员的许可方能离开病房。比如在输注青霉素的时候,即使过敏试验阴性者也需要在用药后留下观察30分钟。因为在过敏试验阴性者中仍有极少数的病人在输注青霉素后会发生过敏反应。所以,在医院输注可能引起过敏反应的药物后,应留下观察30分钟,确定无过敏反应和其他不良反应后再离开病房。

38. 居家输液要注意哪些事项?

有些病人由于种种原因需要选择居家输液,在经过医务人员评估后可以居家输液的病人除了上述注意事项外,还要额外注意以下几点(图15):

(1)由专业的医务人员来家中进行静脉输液。

(2)输液前保持家中环境洁净。输液前湿扫地面,擦桌子、家具,注意个人卫生,换被子、衣裤,然后开窗通风20~30分钟。在医务人员到来半小时之前清洁好地面,整理好家中环境。

(3)在医务人员到来之前准备好挂输液袋的工具,如衣架、挂钩等,工具必须牢固。选取合适的房间及输液位置,在适宜的高度挂好输液的架子,准备好可能需要用到的纸巾、水杯等物品。

(4)输液期间手部活动不宜过多,比如不要搓洗衣服。

总之,要创造一个宽敞、洁净、空气清新、符合输液要求的环境,输液过程中避免污染输液管道。

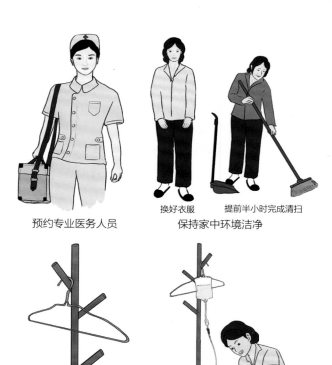

预约专业医务人员

换好衣服　提前半小时完成清扫

保持家中环境洁净

准备好挂输液袋的工具

输液期间手部活动不宜过多

图 15　居家输液的注意事项

第四章

静脉输液的不良反应及相关并发症

　　静脉输液挽救了无数人的生命，在治病救人的过程中发挥着极大的作用。但静脉输液也是一把"双刃剑"，它在治疗疾病的同时也伴随着风险，严重者甚至导致死亡。那么如何保证静脉输液安全呢？本章着重介绍静脉输液的不良反应及相关并发症，帮助病人及家属了解其发生原因、预防方法及发生之后的处理措施，在输液过程中能及时识别静脉输液的不良反应及并发症，积极配合医务人员处理。

1. 静脉输液的不良反应及相关并发症有哪些？

　　输液的不良反应及相关并发症是由于静脉输液引起的，可发生在静脉输液时，也可发生在静脉输液后。常见的静脉输液不良反应及相关并发症有以下几种：发热反应、肺水肿、空气栓塞、静脉炎、静脉血栓、药物外渗等。

2. 什么是输液引起的发热反应？

输液时有可能输入引起人体发热的物质（致热原）。这种物质进入人体后，人体会出现发热或寒战，并伴有恶心、呕吐、头痛、心跳加快等不适症状，这就是输液引起的发热反应，多发生于输液数分钟至1小时。输液时出现这些情况应立即关闭输液器的流速调节器，并呼叫医务人员。

3. 输液引起的寒战、发热如何处理？

输液过程中的寒战和发热一般会先后出现。通常先有寒战，接着出现发热。病人出现寒战时请及时告知医务人员，同时可加盖被子，添加衣服。注意病人的体温，若有发热，须告知医务人员。医务人员会根据体温情况采取物理降温及药物降温。物理降温的方法有：温水擦浴、乙醇擦浴、冷湿敷、冰敷等。药物降温是根据病人的情况遵医嘱使用降温的药物，此方法病人和家属不可擅自使用。降温过程中出汗较多时要及时更换衣服，以防止感冒。

4. 什么是输液引起的急性肺水肿？

大量快速输液，使得短时间内进入心脏的液体过多，超过心脏的工作负荷，心脏不能有效地把血液泵出，导致过多液体在肺部淤积，病人出现呼吸困难、咳嗽、咳粉红色泡沫痰等症状，这就是发生了急性肺水肿。所以，输液时不能自行随意调节输液速度，尤其是老年人和心肺功能较差的病人，要严格按照医务人员调节好的滴速输液。

5. 输液引起的急性肺水肿如何处理?

输液过程中如果感觉到呼吸困难、胸闷,并有出汗、咳嗽、咳粉红色泡沫痰等症状,那就是出现急性肺水肿了。医务人员会采取以下措施来治疗肺水肿,病人和家属不要惊慌,保持冷静,积极配合医务人员的治疗。

(1)停止输液:立即关闭输液调速器。

(2)改变体位:让病人取端坐位,两腿下垂,以减少下肢静脉血液回流到心脏,减轻心肺负担。

(3)输氧:医务人员会给予氧气输入,并在氧气湿化瓶中加入适量乙醇,以减少肺泡内泡沫的表面张力,从而有效改善通气状态。

(4)减少回到心脏的血量及增加体液排出:医务人员还可使用橡胶止血带轮流捆扎四肢,减少四肢静脉血回流到心脏;使用强心、利尿等药物,加快液体的排出。

(5)其他:医生会根据病情使用镇静、扩张血管等药物进行处理。

6. 什么是输液引起的空气栓塞?

输液过程中空气伴随药液进入血液循环,随着血液循环到达肺部。如果进入的空气量小,可被肺内毛细血管吸收;如果进入的空气量多,严重时会形成空气栓子,阻塞肺部的大血管,病人会感到胸部异常不适、呼吸急促、胸骨后疼痛,严重者嘴唇发绀,甚至导致死亡,这就是输液引起的空气栓塞。

7. 输液引起的空气栓塞如何处理?

前面介绍过,普通输液的液体输完后,没有及时更换药瓶,空气一般不会进入血管。但如果是加压输液,没有及时更换药瓶,会导致大量空气进入血液循环,病人会出现呼吸急促、嘴唇发绀、胸骨后疼痛等空气栓塞症状。此时,应按床头呼叫器,或者由陪护、周围人员立即告知医务人员。医务人员会给病人采取左侧卧位,并保持头低足高的体位(图16)。该体位有助于气体浮向右心室尖部,避免阻塞肺部大血管。气体随着心脏的收缩被打成泡沫,分多次少量进入肺部血管,最后逐渐被吸收。

其他处理措施有高流量输氧、抽出空气等。

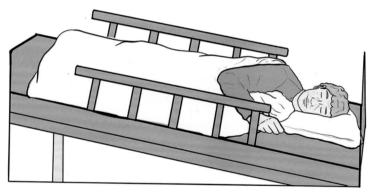

图16　空气栓塞后采取的体位

8. 什么是输液引起的静脉炎?

输液过程中或输液后有些病人会发现在"打针"的手臂上有一条条的"红线"或片状的"红斑",用手触摸时会有疼痛感,有的还可触摸到呈条索状的静脉,甚至伴有畏寒、发热等全身症状,这就是医学上所说的静脉炎。它是由于输注一些强酸性和强碱性

的药物、渗透压高的药物、刺激性强的药物或者静脉内放置输液
导管、感染等原因引起的。

　　静脉炎按照发生的原因不同主要分为以下几类：机械性静脉
炎、化学性静脉炎、细菌性静脉炎和血栓性静脉炎。

9. 在细小静脉输液是不是更容易发生静脉炎？

　　是的，在细小静脉输液更容易发生静脉炎。因为血管越细小，
药物在血管内的浓度越高，对血管内膜的刺激就越大，越容易发
生静脉炎。人体手背和手臂上浅表静脉细小，宜短期输入对血管
刺激性小的药物。如果需要长时间输液或输入刺激性较强的药物
时，医务人员会根据治疗方案选择 PICC、CVC、PORT 等中心静
脉输液工具，直接将药物输入粗大的静脉内，以减少静脉炎的
发生。

10. 如何预防输液所致的静脉炎？

　　静脉炎的发生与输入药物性质、病人的血管条件、机体抵抗
力、细菌感染等多种因素有关。以下办法有助于预防静脉炎的发
生（图 17）：

　　（1）合理选择输液工具：为减轻药物对血管内膜的刺激和损
伤，输注一些强酸性和强碱性的药物、渗透压高的药物、刺激性
强的药物，输液时间超过 6 日的静脉治疗以及外周静脉（比如手背
静脉、手臂静脉）血管条件差的病人，可选择 PICC、CVC、PORT
等中心静脉输液工具进行输液，这样可减轻药物对血管内膜的刺
激和损伤，减少静脉炎的发生。

　　（2）注意输液肢体的位置：使用外周静脉留置针、一次性静

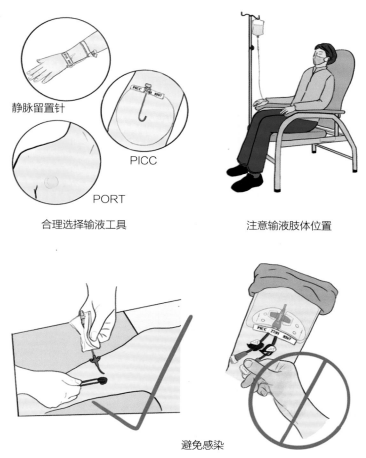

静脉留置针

PICC

PORT

合理选择输液工具　　　　　注意输液肢体位置

避免感染

图17　输液所致静脉炎的预防措施

脉输液钢针输液的病人，注意减少输液侧肢体下垂，以免影响血液回流；输液工具位于肘窝时，注意避免屈肘的动作，以减少药物在局部血管停留时间；活动及睡觉时建议平卧或侧卧于无输液工具的一侧，尽量避免压迫输液工具。

（3）功能锻炼：按照医务人员的要求做特定的功能锻炼，比如握拳运动、踝泵运动，以改善肢体血液回流。功能锻炼方法参见第十二章图44。

（4）避免感染：定期维护留置在身体上的输液工具，不要玩弄、弄脏输液工具及贴膜，以减少细菌性静脉炎的发生。同时生活中注意加强营养，增强身体抵抗力。

11. 输液引起的静脉炎该如何处理？

输液引起静脉炎，应分析发生静脉炎的可能原因，进行不同的处理。

（1）使用外周静脉留置针输液发生静脉炎时，需拔除外周静脉留置针，重新选择血管穿刺输液，或者改置入中心静脉导管输液，并进行静脉炎的治疗。

（2）使用PICC输液发生静脉炎时，一般会选择保留导管，同时进行静脉炎的治疗，在治疗静脉炎的同时可酌情继续使用PICC输液。

静脉炎的治疗措施有：

（1）抬高患肢：将发生静脉炎的肢体抬高20°~30°。

（2）局部可用50%硫酸镁、生土豆片、如意金黄散等外敷；也可局部外涂治疗静脉炎的软膏，如肝素钠软膏、喜辽妥软膏等；水胶体敷料、泡沫敷料等新型敷料也越来越多地用于静脉炎的治疗。

（3）使用红外线理疗仪局部照射等物理治疗。

（4）如果静脉炎伴有细菌感染，或者是细菌性静脉炎，需根据感染严重程度合理使用抗生素进行治疗。

12. 长期反复静脉穿刺会损伤血管吗?

长期反复静脉穿刺会损伤血管。人体静脉血管壁有 3 层，由内向外分别为血管的内膜、中膜、外膜，每一层发挥着不同的作用。静脉穿刺时，尖锐的针头穿过静脉血管壁时都会对其造成一定的损伤。特别是长期输液的病人，如果选用一次性静脉输液钢针作为穿刺工具，除了每次穿刺时对血管壁造成的损伤外，还会因针梗留置在血管内刮伤血管壁，进一步损伤血管内膜，从而发生静脉炎和静脉血栓等，导致血管硬化、血流缓慢，甚至血管堵塞。

13. 如何减少反复静脉穿刺对血管的损伤?

为更好地保护血管，减轻长期输液病人的痛苦，一些新型输液穿刺工具如外周静脉留置针、PICC、CVC、PORT 等已广泛地使用于输液病人。这些工具不需要天天对静脉进行穿刺，也没有针梗留置在血管内，可以减少反复静脉穿刺及针梗对血管的损害。所以，为减少反复静脉穿刺对血管的损害，请遵照医务人员的建议，使用合适的静脉穿刺工具。

14. 静脉输液时输入的药物对血管有损伤吗?

您是否经历过吃辛辣食物或喝酒时胃疼? 尤其是空腹状态时，疼痛感觉更加明显。这是因为辛辣食物及酒精刺激了胃黏膜，从而引起疼痛。但吃清淡、细软的食物时胃就会很舒服。人体的血管也是一样的，使用普通药物对血管的损伤很小。但如果使用的药物是强刺激性、腐蚀性（如高渗透压或者强酸性、强碱性），对血管损伤就大。

　　人体静脉血管壁有三层，由内向外分别为血管的内膜、中膜、外膜。血管内膜没有痛觉神经，不会感觉疼痛，受损修复后也呈正常组织；中膜损伤修复后会使血管壁弹性下降；血管外膜有痛觉神经，所以，当感觉到血管疼痛，药物已经损伤到血管的外膜了，外膜损伤后是瘢痕修护。所以当药物损伤到血管的外膜后，修护后的血管摸起来硬硬的，且没有弹性。

15. 如何减少药物对血管的损伤？

　　为了治疗疾病，即使有些药物对血管的损伤很大病人也不得不用。所以关于如何减少药物对血管的损伤的方法一直是医学领域的研究热点。目前常用的方法是使用新型静脉输液工具，如使用 PICC、CVC、PORT 等，将药物直接输入上腔静脉或者下腔静脉这样的大血管里，以减少药物对血管内膜的损伤。主要原理就是这些大血管血流量丰富，很快将药物稀释，降低药物浓度，可有效减少药物对血管内膜的损伤。类似于将柠檬汁倒入一杯水中稀释了再喝，酸的刺激明显减轻，就是因为浓度降低了。

16. 为什么说"保护血管就是保护生命通道"？

　　血管分布于身体的各个部位，是机体输送血液、营养物质、水分等的通道，也是为病人输送药物、治疗疾病的重要途径。在病人病情危重需要抢救的时候，一条通畅的静脉就成了及时输入液体、药物、血液，挽救病人生命的重要通道。血管受损、血管硬化、管腔变窄等情况都可能导致抢救时医护人员无法快速穿刺成功，从而无法及时建立输液通道输注抢救药物，耽误抢救时间。

同时血流不通畅，造成"人体的运输通道"受阻，也会影响救治效果。因此，我们应尽早树立"保护血管就是保护生命通道"的理念。

17. 为什么有些人在静脉穿刺时会出现"晕针"的现象？

"晕针"是由各种原因引起的血管迷走神经反应，内脏血管扩张所致。发生"晕针"的原因有很多，如病人体质虚弱、低血糖、穿刺时的恐惧、穿刺时的疼痛以及穿刺时看到针头回血而恐惧等。晕针时病人常有恶心、面色苍白、乏力、晕厥等症状。

18. 有过"晕针"史的病人输液穿刺前要注意哪些事项？

如果以往发生过"晕针"，应在输液前告知医务人员，病人可根据发生原因采取以下相应的措施来预防"晕针"（图 18）。

（1）不要空腹穿刺：静脉穿刺前应进食、喝温开水。

（2）卧位穿刺：若病情允许可采取平卧位，不能平卧者可将头部、胸部适当抬高。

（3）放松身心：静脉穿刺时可听笑话、相声、轻音乐，闭眼或冥想等分散注意力。

（4）偏头：在护士穿刺时可以把头偏向对侧，避免看到血液，以减少恐惧感。

如果只是单纯的"晕针"，经医务人员处理后，症状会很快消失，一般无严重后果。

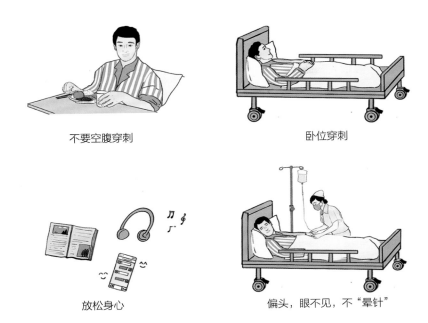

不要空腹穿刺　　　　　　　　　　卧位穿刺

放松身心　　　　　　　偏头，眼不见，不"晕针"

图18　有"晕针"史的病人输液穿刺前注意事项

19. 输液时"鼓包"是怎么回事？

"鼓包"，用医学术语描述叫作药物外渗或药物渗出，是指静脉输液过程中，药液进入静脉管腔以外的周围组织后引起的局部肿胀。"鼓包"是经外周静脉（比如手背静脉、手前臂静脉）输注药物时常见的并发症。引起"鼓包"的常见原因是输液工具脱出血管及血管通透性增高。

20. 发现"鼓包"应该如何处理？

输液过程中发现皮下"鼓包"，不要惊慌，首先呼叫医务人员，同时将输液管的流速调节器关闭，找不到流速调节器的病人可以将输液管反折，注意不要移动输液针头，不然"鼓包"会更加严重。

21. "鼓包"对人体有哪些危害？

"鼓包"对人体是否产生危害及产生危害的大小主要由输注的药物决定。"鼓包"时如果输注的是普通药物，它漏到血管外的周围组织，对人体损伤小，主要是局部有肿胀感，过几天机体会自然吸收；如果输注的是强刺激性、腐蚀性的药物，如大部分化疗药物、升压药物、高渗透性药物等漏到了血管外的周围组织，便会对局部组织产生较大的损伤，严重者可导致局部组织溃烂、坏死。

22. "鼓包"部位应该进行热敷还是冷敷？

"鼓包"后到底是热敷还是冷敷要根据具体情况而由医务人员决定。

如果引起"鼓包"的是维生素、5% 葡萄糖等普通药物，可冷敷，冷敷时间一般为 15~20 分钟，然后等 24 小时之后再进行热敷，用以加快"鼓包"区域药物的吸收。记住这种"鼓包"情况不可立刻进行热敷，因为立即热敷会使局部血管扩张，反而会加重肿胀及疼痛，使"鼓包"更严重，而冷敷可以收缩血管，减轻疼痛和肿胀。

如果引起"鼓包"的是化疗药、升压药、高渗性药物等特殊药物，应立即告知医务人员处理，不能私自进行冷热敷，因为有些药物，比如奥沙利铂外渗，局部冰敷反而会加重其毒性。

23. "鼓包"都要治疗吗?

"鼓包"到底要不要治疗需根据具体情况区别对待。

（1）普通药物外渗：如果是维生素、5% 葡萄糖等普通药物外渗，包块较小且无不适症状，不需要特殊处理，可自行恢复。如包块大且病人感觉胀痛，应立即在医务人员指导下冷敷，当包块超过 24 小时还未被吸收，并伴有胀痛，应告知医务人员。在医务人员的指导下用热毛巾局部热敷，加快血液循环，有助于包块的吸收，还可以使用水胶体等敷料促进包块吸收。

（2）特殊药物外渗：如果是化疗药（个别对组织没有刺激性的化疗药除外）、升压药、高渗性药物等刺激性、腐蚀性药液外渗，不管包块大小，都需要立即报告医务人员，并遵循医务人员指导处理。

另外，无论是何种药物漏到血管外都需抬高肢体，改善血液循环，以利消肿。

24. 什么是血栓?

血栓是血管内形成的"血凝块"，它有大有小，可减慢所在血管的血流速度，甚至完全堵塞血管，从而引起肢体肿胀、疼痛等一系列症状。就像水管内壁结垢造成水管不畅通，甚至完全堵塞一样（图 19）。

25. 血栓形成的高危因素有哪些?

血栓形成的高危因素有以下几点：

（1）静脉壁损伤：静脉内膜具有良好的抗凝和抑制血小板功能的作用，完整的静脉内膜是防止静脉血栓形成的前提。静脉壁

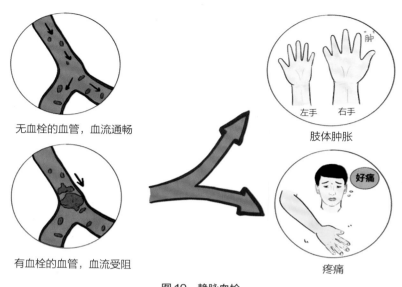

无血栓的血管，血流通畅

有血栓的血管，血流受阻

左手　右手

肢体肿胀

好痛

疼痛

图 19　静脉血栓

如因机械性损伤（如 PICC 置入）、感染性损伤（如细菌性静脉炎）、化学性损伤（如经外周静脉输入强酸强碱药物）等原因，造成内膜损伤，易诱导静脉血栓的形成。

（2）血流缓慢、瘀滞：血流缓慢、瘀滞，是诱发静脉血栓形成的首要因素，比如手术后的病人，由于长期卧床血流缓慢、瘀滞，易发生静脉血栓。

（3）血液高凝状态：有些病人的血液呈高凝状态，为血栓形成创造了条件，比如肾病综合征、血液性疾病、风湿免疫性疾病、肿瘤患者、妊娠期妇女等。这类病人容易发生静脉血栓。

26. 输液的病人发生血栓的原因是什么？

静脉输液一般不会直接引起血栓，但是输液导管（PICC、PORT）的置入操作及留置会造成血管内膜损伤及影响血流速度。

如果病人自身疾病也有形成血栓的其他高危因素，那么就可能发生血栓。

如果病人发生的血栓与置入的输液工具密切相关，称为导管相关性血栓。还有一类病人没有置入导管或者发生血栓的部位与导管留置部位相隔较远（如上肢有 PICC，但是在下肢发生了血栓），这类血栓发生的原因可能与病人血液的高凝状态和输液过程中的长时间卧床相关。

27. 输液病人如何预防静脉血栓？

输液病人为了预防导管相关性血栓及长期卧床引起的静脉血栓，需记住以下几点（图 20）：

（1）多喝水：无心肺疾病的病人每日饮水量为 2000 mL 以上，避免血液浓缩。注意不要在短时间内大量喝水，要少量多次地喝。

（2）多运动：输液时可在医务人员指导下在床上做握拳及踝关节的活动，输液结束后，在病情允许的情况下应多下床活动，以不感到疲劳为宜，以改善血液循环为目的。

（3）抬高肢体：留置输液导管的病人肢体如果长时间下垂会导致血流速度缓慢甚至血流瘀滞。所以上肢留置输液导管的病人平时可用围巾、毛巾或上肢悬吊带等间歇性地将手臂悬吊于胸前，使手臂高于心脏水平，躺下输液时可把手放在胸前或用枕头抬高，促进血液循环。下肢留置输液导管的病人卧床时可用枕头抬高双下肢 20° ~30°，促进血液循环。注意要把整个下肢都抬高，避免在膝下放置硬枕和过度屈曲髋关节。

（4）平时避免久站、久坐和鞋袜过紧：久站、久坐和鞋袜过紧也会影响肢体的血液循环，造成血流瘀滞。避免穿紧口的短袜，鞋子也要稍微宽松一点；避免长时间保持同一姿势，要动静

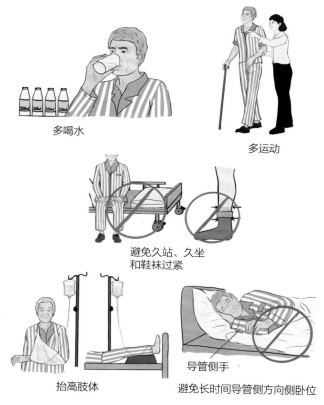

多喝水

多运动

避免久站、久坐
和鞋袜过紧

抬高肢体

导管侧手

避免长时间导管侧方向侧卧位

图 20　静脉血栓的预防措施

适宜。

（5）避免长时间导管侧方向侧卧位：睡觉尽量不要往留置导管侧的方向侧卧，避免压迫导管侧肢体，影响血液循环速度。

28. 发生输液导管相关性血栓有哪些表现？

在各种输液导管留置期间，出现以下症状可考虑有可能发生了输液导管相关性血栓：留置输液导管侧的肢体出现肿胀、疼痛；

导管侧的肢体明显增大；肢体局部发红发热、皮肤颜色改变；局部感觉异常，如出现麻木或刺麻感；输液导管周围的血管明显增粗；留置输液导管侧的颈部或手臂运动受到限制，头颈部有不舒适的感觉等。

　　输液导管相关性血栓重在预防，还要做到早发现、早处理。输液导管留置期间，发现异常应及时告诉医务人员，防止血栓的进展，将血栓扼杀在摇篮中。

29. 发生输液导管相关性血栓后有哪些注意事项?

　　输液导管相关性血栓是导管留置期间的并发症之一，但是可以进行干预治疗，那么出现了血栓有哪些注意事项呢?

　　根据血栓发生的部位，有不同的处理办法：① 如果是表浅静脉的血栓，按照医务人员的要求用药后，可以适当进行轻度活动，如自己吃饭、穿衣、散步等，但要避免剧烈运动。② 如果是继发的腘窝及以上部位的深静脉血栓，除了按照医务人员的要求用药外，急性期（血栓发生后 2 周内）遵医嘱卧床休息，患肢制动，以免栓子脱落，引起肺栓塞，威胁生命。③ 无论是表浅静脉的血栓还是深部大血管的血栓，都要尽量将血栓肢体抬高 20° ~ 30°，注意保暖，不能按摩、压迫和热敷，注意血栓症状消退情况及药物的不良反应，发现异常要立即告诉医务人员。

30. 发生输液导管相关性血栓后如何自我观察?

　　发生输液导管相关性血栓后治疗和恢复需要一定的时间，回家后，病人如何进行自我观察呢?

　　（1）观察血栓症状有无好转：病人及家属要观察血栓症状的

消退情况，如肿胀是否消退，疼痛有无加重，患肢皮肤颜色、温度、感觉有无变化；同时，注意有无突发咳嗽、呼吸困难、胸闷等情况，一旦发生上述情况，立即到医院就诊。

（2）测量肢体周径：可每日测量双侧上臂或者下肢周径。上肢留置导管的病人每日测量上臂周径，下肢留置导管的病人则测量大腿和小腿周径，并与上一日的数据对比。

（3）观察药物的不良反应：遵医嘱按时使用抗凝药，不要擅自停药及加减药量。用药期间注意全身皮肤有无出血点和瘀斑，有无牙龈出血、鼻子出血、大便带血等出血表现。发现异常，及时到医院找医务人员处理。

31. 怎样测量上臂、下肢周径?

输液导管相关性血栓的病人居家期间需要自己测量肢体的周径，以判断血栓有无进展。下面介绍上臂周径及下肢周径的测量方法（图21）。

（1）上臂周径测量：

① 准备一根软尺。

② 将手臂弯曲后找到肘关节的肘横纹处。

③ 从肘横纹处往上10 cm，在这个位置将软尺绕臂一圈，此时软尺上的数据就是臂围。

（2）下肢周径测量（下肢周径测量需测大腿和小腿）：

① 准备一根软尺。

② 找到髌骨（膝盖骨）上缘处。

③ 髌骨上缘往上测量15 cm，然后将软尺在大腿的这个位置绕一圈，此时软尺上的数据就是大腿周径。

④ 再找到髌骨（膝盖骨）下缘处。

⑤ 髌骨下缘往下测量 10 cm，将软尺在小腿的这个位置绕一圈，此时软尺上的数据就是小腿周径。

注意：测量肢体周径时软尺轻轻贴在皮肤上即可，每次测量时的卷尺松紧度要一致，并将每日测得的周径登记，以方便对比。病人及家属发现测得的周径增大时要及时告知医务人员。

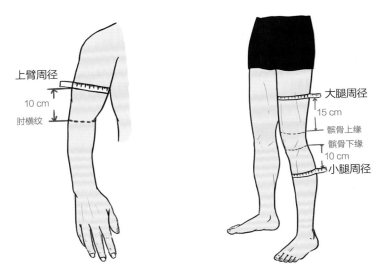

图 21　测量肢体周径的方法

第五章
儿童输液的方方面面

儿童生病，家长着急，一遇到打针输液，更是头大。儿童见到针头哇哇哭，您知道为什么儿童不好打针吗？您知道儿童输液前要做哪些准备吗？儿童害怕打针应该怎么办？儿童输液过程中需要特别注意哪些事情？本章从儿童输液的常见问题和处理方法出发，旨在为家长朋友们提供行之有效的解决方案，减少儿童输液可能会出现的问题。

1. 儿童血液循环有哪些特点？

儿童血液循环有以下特点：

（1）血流速度快：儿童由于新陈代谢旺盛，身体组织需要更多的血液供给。一般来说，年龄越小代谢水平相对越高，但心脏每次输出量有限，只有增加搏动次数来补偿不足，故一定范围内心率愈快，血流速度也越快。

（2）血量所占体重的比例大：儿童年龄越小，血量所占体重的比例越大。新生儿血量占体重的 15%，1 岁时占体重的 11%，14 岁时占体重的 9%，成年时占体重的 8%。

（3）血液凝固较慢：儿童血液中的血浆含水分较多，含凝血物质较少，因此儿童出血时血液凝固较慢。新生儿出血需 8~10

分钟才能凝固，幼儿则需 4~6 分钟，而成人仅需 3~4 分钟即可凝固。

2. 儿童四肢静脉有哪些特点？

儿童四肢静脉有以下特点：

（1）看不清：大部分儿童营养状况良好，肉嘟嘟的小手小脚，四肢细小的表浅静脉被厚厚的皮下脂肪掩盖，往往无法看清血管。

（2）摸不准：儿童四肢静脉的血管细而短，管壁薄。皮下脂肪多，一般摸不清静脉，感觉容易滑动且不易固定，影响医务人员对血管情况的判断。

由于儿童四肢静脉的这些特点，通常在四肢静脉穿刺困难的时候，医务人员会选择其他部位的血管来完成输液，比如位于头部的头皮静脉。头皮静脉具有表浅、易见、丰富、呈网状分布、不滑动、易固定的特点，同时还具有便于观察，方便四肢活动等优点。

3. 儿童用药之前为什么要称体重？

儿童药物剂量计算方法有按体重计算、按体表面积计算、按年龄计算、按成人剂量计算、按药物代谢动力学参数计算等多种方式。其中按体重计算是最常用、最基本的计算方法。多数药物已给出每日每千克体重的需要量或每次每千克体重的需要量，按体重计算药物用量方便易行。

由于儿童的年龄、体重逐年增长，用药的适宜剂量也在不断变化。为确保用药剂量准确，需要在用药之前称体重，根据实际测得值精准计算药物用量。每日（次）剂量 = 儿童体重（kg）×

每日（次）每千克体重所需药量。年长儿按体重计算如已超过成人量则以成人量为上限。

4. 儿童输液前可以进食吗？

一般情况下，儿童输液前是可以进食的。空腹状态输液有时会成为药物不良反应的诱发或加重因素，除非因病情需要，医生要求禁食禁饮。值得注意的是，部分儿童静脉穿刺时易哭闹，过度哭闹会引起呕吐，为了防止呕吐物吸入气管，引起窒息发生意外，在静脉穿刺前 30 分钟内不要给儿童进食。

5. 有些儿童输液前为什么要剃头？

选择头皮静脉输液的儿童输液前剃头的原因有以下几个方面：

（1）充分暴露血管：剃除穿刺部位及周围的头发，这样可以充分暴露血管，更好地显露血管走向，便于穿刺。

（2）消毒更彻底：剃除头发后能有效消毒，防止感染。

（3）固定更加牢固：没有了头发，直接在头皮上固定可以防止胶布松动导致的针头脱出。

（4）便于观察：输液后如出现肿胀、渗出等并发症，没有头发遮挡能及早发现及早处理。

6. 儿童头皮静脉输液后会变傻吗？

有些家长担心儿童经头皮静脉输液后会变傻，答案是否定的。

儿童经头皮静脉穿刺输液，药液直接进入静脉血管，不会伤及坚硬的颅骨及脑组织。无论是头皮静脉输液还是四肢静脉输液，药物都是通过静脉进入循环系统，发挥治疗作用，两者只是注射部位不同而已，无本质区别。所以，不用担心儿童头皮静脉穿刺输液后会变傻。

7. 家长如何缓解儿童静脉穿刺过程中紧张恐惧的心理？

对于"打针"，儿童大多会有紧张甚至恐惧的心理，家长可以采取以下措施来缓解（图22）：

（1）穿刺前树立信心：在穿刺前向儿童讲解穿刺的目的和方法，使儿童懂得"打针"是为了治病，从心理上接受"打针"的事实。向年幼的儿童巧妙地解释打针，如在头上接一根天线可以变成天线宝宝；向年长的儿童讲解打针的原因，以故事的形式鼓励儿童做一个勇敢的孩子，取得儿童的配合。在选择穿刺静脉时让儿童共同参与，比如选择穿刺部位在手上还是脚上，是左侧还是右侧，激发儿童的自信心，积极配合。

（2）建立信任感：告诉儿童"护士姐姐（阿姨）打针只有一点点痛，就像蚊子叮一下""护士姐姐（阿姨）好厉害，会帮助你赶走可恶的细菌（病毒）"等，帮助儿童建立对医务人员的信任。儿童紧张恐惧时，不急于输液，首先带儿童看合作型的儿童如何配合穿刺，树立榜样，建立信任。

（3）满足合理要求，分散注意力：穿刺前安抚儿童，家长可以携带儿童喜欢的玩具，对于儿童的合理要求尽量满足。穿刺过程中，谈论儿童感兴趣的话题，给儿童讲喜欢听的故事，给儿童看喜爱的动画片，听音乐等吸引儿童的注意力，减少躁动不安。

（4）关怀与鼓励：穿刺时家长应给予儿童细微的关怀，并协助固定穿刺部位，抚摸儿童的头，握儿童的小手，拥抱，给儿童精神支持，使之有安全感，帮助儿童度过穿刺时的恐惧时刻。

多与儿童进行交流，多使用赞扬、鼓励的语言，让儿童感受到被表扬的愉快感而更加积极配合。如"你真勇敢，真坚强，幼儿园的老师说你是幼儿园最勇敢的小朋友"。同时使用棒棒糖、玩具等儿童喜欢的物品作为奖励。

（5）家长控制好自己的情绪：儿童害怕打针，多表现为哭闹、乱动，给穿刺造成很大的困难。因此家长除了对儿童进行安慰鼓

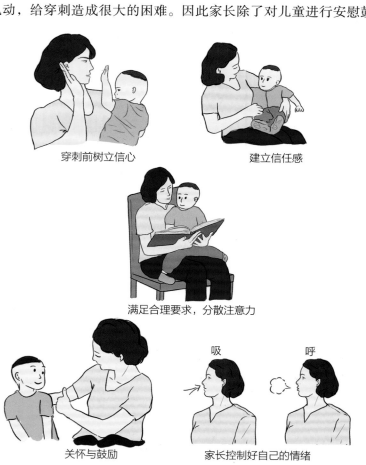

穿刺前树立信心   建立信任感

满足合理要求，分散注意力

关怀与鼓励   家长控制好自己的情绪

吸   呼

图22　家长缓解儿童静脉穿刺紧张心理的方法

励外，还应控制自己的焦虑、烦躁情绪，切不可大呼小叫，以免加重儿童的恐惧心理，给医务人员造成一定的心理压力。尤其对于恐惧和紧张的儿童，家长的情绪、态度起决定性作用。对穿刺有恐惧感的家长，建议回避。

8. 儿童抗拒静脉穿刺时家长如何配合医务人员？

对于抗拒型的儿童，讲道理、分散注意力、安抚等方法无效时，需要适当采取强制性的措施。此时需要家长协助医务人员固定儿童。在四肢静脉穿刺时需要按压儿童的关节，如膝关节、肘关节；如果穿刺部位在头部，则需要双手固定儿童头部；穿刺部位在颈部的要帮助儿童取偏头体位。注意按压的力度要适宜，同时注意观察儿童的面部表情，防止意外。

对于情绪极度激动、拒不配合的儿童，暂缓操作，待其情绪平复后再进行。必要时，遵医嘱用镇静剂。

9. 如何防止儿童输液过程中输液管道脱出？

为防止儿童输液过程中输液管道脱出，家长应注意以下几点：

（1）注意输液管道摆放位置：哺乳或搂抱时，应将输液管置于外侧，以免儿童抓扯、触碰、牵拉输液管。家长要检查输液器与输液工具连接是否牢固，勿让重物压迫输液管道，以免活动时输液管道脱开。

（2）控制儿童活动幅度：儿童输液时注意控制儿童的活动幅度，翻身、下床、玩耍时，幅度不宜过大，穿脱衣服时要特别小心，以免输液管道受牵拉脱出。

10. 儿童输液过程中怎么防止输液工具脱出？

为防止儿童输液过程中输液工具脱出，除了上面提到的控制儿童活动幅度外，家长还应注意以下两点：

（1）加强固定：输液过程中，可使用辅助装置如输液工具专用保护套、绷带等固定好儿童穿刺工具，也可以自己制作保护套固定。注意勿牵拉输液工具，避免针尖滑出血管或穿透血管壁，导致"走针""鼓包"，下面介绍三种自制保护套的方法（图23）。

方法一：上肢保护套的改造。买一个上肢输液保护套，把它套在留置针上方，用笔或其他方法标记好穿刺点和外露部分软管与Y形接头连接处对应在保护套上的位置。脱下保护套，然后用剪刀在穿刺点位置剪出一个圆形小窗口，直径2~3 cm，用于穿刺点的观察；在软管与Y型接头连接处的位置剪出一个长方形的小口，长度1~1.5 cm，用于取出留置针的延长管，方便输液。

方法二：弹力袜的改造。买一双有弹性的袜子，把它套在有留置针的脚上，用笔或其他方法标记好穿刺点和外露部分软管与Y形接头连接处对应在袜子上的位置。脱下袜子，然后用剪刀在穿刺点位置剪出一个圆形小窗口，直径2~3 cm，用于穿刺点的观察；在软管与Y形接头连接处的位置剪出一个长方形的小口，长度1~1.5 cm，用于取出留置针的延长管，方便输液。

方法三：头部固定带的改造。准备一条有弹性的图案精美的棉布，长度50~55 cm，宽6 cm，两头缝上5 cm长的魔力贴，把它套在头上，用笔或其他方法标记好穿刺点和外露部分软管与Y形接头连接处对应在棉布上的位置。取下后用剪刀在穿刺点位置剪出一个圆形小窗口，直径2~3 cm，用于穿刺点的观察；在软管与Y形接头连接处的位置剪出一个长方形的小口，长度1~1.5 cm，用于取出留置针的延长管，方便输液。

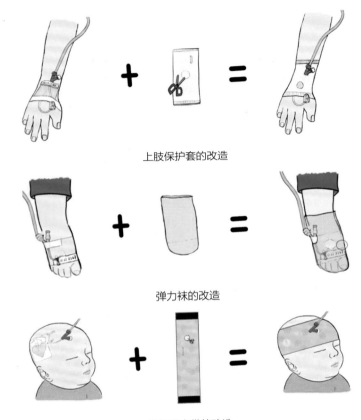

上肢保护套的改造

弹力袜的改造

头部固定带的改造

图23　儿童输液过程中防止输液工具脱出的办法

（2）注意观察：观察输液是否通畅，查看针尖位置是否出现发红、肿胀、"鼓包"等。一旦发现异常情况，立即告诉护士处理。

11. 儿童输液过程中可以离开病房吗?

儿童输液过程中家长不要带儿童离开病房，不要让儿童在室外走动或逗留，更不可将儿童抱出病房或离开医院，要在病区指定区域输液。这样医务人员才能及时观察病情、及时更换药液，如果发生过敏反应及其他意外时才能及时救治。

12. 家长可以调节儿童输液速度吗？

儿童输液时，家长一定不要随意调节输液速度，还要防止儿童玩耍输液器的流速调节器，导致输液速度的改变。因为输液的速度是医生根据病情、年龄及使用的药物性质而决定的。输液速度过快，会加重儿童的心肺负担，引起心力衰竭、肺水肿或其他不适；输液速度过慢，影响疗效，延误治疗。

13. 儿童输液过程中家长还需要注意哪些事项？

一是注意输液瓶（袋）的高度。很多家长带儿童输液时喜欢举着输液架来回走动，记住别举太高或者太低，否则由于压力大或小，造成滴速过快或者过慢，加重心脏负担或影响药物的疗效。

二是注意观察儿童情况。在输液过程中，家长要随时注意观察儿童的一般情况，如精神状态、体温变化、面色等，是否有不适或疼痛感，是否出现皮疹、呼吸急促、呕吐、发热、寒战等异常表现，如发现以上情况，立即请医务人员处理。

14. 儿童输液拔针后怎样正确按压？

由于儿童的血液凝固较慢，所以儿童拔针时要注意按压方法和按压时间。方法是：棉签与血管平行，直压在血管上，使表皮针眼与血管针眼同时得到有效按压，避免出血。按压时间5~10分钟。按压完毕后让儿童适当休息一会，不能立即玩耍，以免活动引起穿刺点再次出血（参见第十章图 36）。

15. 儿童输液完毕后能立即独自外出玩耍吗？

请家长注意，儿童输液完毕后不能立即出去玩耍。至少休息30 分钟才能离开病房，并且最好有人陪同才能外出玩耍。主要是防止输液治疗后出现延迟反应，如过敏反应等，儿童不在病房，出现紧急情况无法及时处理，可能导致意外发生。家长在陪同玩耍时，一旦发现异常应立即让儿童停止玩耍，寻求医务人员的帮助。

第六章
老年人输液的注意事项

我国已经进入老龄化社会，老年人由于生理功能逐渐减退，组织器官逐渐衰老，机体免疫力下降，容易患病，常常需要进行静脉治疗。那么老年人输液需要特别注意哪些事项呢？本章从老年人生理功能的改变、静脉血管的特点、输液时容易出现的问题及处理方法等方面进行介绍，旨在为老年病人提供安全输液知识。

1. 我国人口老龄化现状如何？

随着社会的进步和经济的发展，人们生活条件明显改善，医疗水平也在不断提高，我国人均寿命普遍延长，老年人在总人口中的比例也越来越大。我国是世界上老年人口最多的国家，也是世界人口老龄化速度最快的国家之一。根据国家统计局数据，2018 年我国 ≥ 60 周岁人口 24 949 万人，占总人口比重 17.9%，其中 ≥ 65 周岁人口 16 658 万人，占总人口比重为 11.9%。预计 2025 年，我国 ≥ 60 岁老年人口将超过 3 亿人；2033 年将超过 4 亿人，成为超老龄化社会。我国人口老龄化程度的进一步加深，对健康与疾病流行模式也带来了巨大影响。

2. 老年人的身体会发生哪些变化？

随着年龄的增长，人体各器官及组织细胞逐渐发生形态、功能和代谢等一系列变化，出现退行性改变或功能衰退的状态，即生理性衰老。表现在机体内环境稳定机制减退、储备功能减退、抵抗力减弱、活动及适应能力下降等。因此，老年人容易罹患多种慢性病，比如高血压、糖尿病、冠心病、脑梗死、肺气肿、肿瘤、骨质疏松等。据统计，目前我国 60% 的老年人患有各种慢性疾病。

3. 老年人各系统生理功能的改变对静脉输液有哪些影响？该如何应对？

老年人由于全身各系统、器官发生退行性变化，对静脉输液也会产生一些影响，需要采取相应的应对措施。

（1）神经系统：进入老年后，脑血流量减少，脑组织逐渐萎缩、重量减轻、体积缩小，导致神经系统功能减退，近期的记忆受损甚至"痴呆"。各种刺激的反应迟钝，输液过程中如果出现"走针"常常没有感觉；发生输液反应和药物过敏反应，如出现寒战、荨麻疹等症状时，反应也不甚敏感，所以需要医务人员和家属加强观察。

（2）心血管系统：老年人心脏收缩和舒张功能下降，心脏泵血能力减弱，心血管疾病在老年人的各种疾病中占首位。老年人最常见的心血管疾病有冠心病、高血压、高血压心脏病、心脏瓣膜病及肺源性心脏病等。大量快速输液会加重心脏负担，使原有病情加重。所以老年人输液一定要严格控制输液速度和输液量。

（3）泌尿系统：老年人的肾脏随着年龄增大，肾组织数量逐渐减少，肾脏的重量缓慢地下降，供应肾脏的血管变硬和变窄，导致肾功能减退，肾脏排泄废物和药物的能力下降。所以老年人输液时要特别注意观察尿量，保证入量和出量的平衡，保证药物代谢产物的排出。老年人膀胱最大容纳量也会减少，尿道括约肌松弛，易出现尿频、尿急。所以输液时需要牢固固定好针头和管道，避免因频繁小便引起"走针"和输液管脱出。

（4）呼吸系统：老年人肺的弹性减退，呼吸肌萎缩，膈肌的运动功能下降，这些改变导致呼吸道免疫功能减退。如果老年人长时间卧床输液，呼吸道的分泌物不能及时排出就容易引起肺部炎症。所以卧床的老年人输液时，医务人员需要及时协助老年人进行有效咳嗽排痰，排痰困难时可给予雾化治疗。

（5）运动系统：老年人肌肉逐渐萎缩，肌肉弹性和力量降低；骨骼弹性和韧性降低，骨量减少，骨质疏松；腰背、脊柱的劳损及退行性病变使脊柱对下肢的调节能力下降；加上神经系统退变所致的感觉迟钝、反应变慢以及视力减退等原因使得老年人容易发生跌倒，且跌倒后容易骨折。长期卧床输液还会加重骨质疏松，形成恶性循环。所以对于输液的老人要注意预防跌倒和协助适度运动。

4. 为什么老年人更需要个体化用药？

个体化用药是指药物治疗"因人而异""量体裁衣"，在充分考虑每个人的性别、年龄、体重、生理状态、疾病因素以及正在服用的其他药物等综合情况的基础上，制订安全、合理、有效、经济的药物治疗方案。

老年人由于机体逐渐衰老，机体各器官功能慢慢减退，肝脏的分解代谢和肾脏的排泄功能也有不同程度的降低，许多药物在体内的转化、排泄速度大为减慢，药物容易在体内蓄积，增加不良反应发生的概率。因此老年人用药时更需要综合考量各方面的因素，实行个体化用药。

5. 老年人的静脉有什么特点?

老年人静脉弹性降低，静脉管壁厚、脆、硬，管腔狭窄，再加上有些老年人皮下脂肪少，皮肤组织松弛，静脉易滑动，难以固定以及回血缓慢等，所以静脉穿刺难度大，"一针见血"的概率比青壮年病人要低。因此，老年人静脉输液要遵照医务人员的建议选择合适的输液穿刺工具以提高穿刺成功率，避免反复穿刺以保护静脉血管。

6. 老年人静脉输液前要特别注意哪些事项?

由于老年人出现生理性衰老，输液前需注意以下几点：

（1）多记笔记：由于老年人大脑神经系统的功能减退，老年人记忆力下降，医务人员交代的事情容易忘记，也容易反反复复去做同一件事情。建议老年人随身携带笔和笔记本，并固定一个地方放置，把医务人员交代的注意事项及要告诉医务人员的各种不适和症状记录下来。不会书写的也可以让他人帮忙制成表格的形式，将已经做完的事情在表格中打"√"，要告知医务人员的事情画"☆"等，也可以请他人代写等。

（2）熟悉卫生间位置：输液期间，病人的小便量增多。而老年人随着年龄增长，膀胱肌肉逐渐萎缩，膀胱容量变小，尿道括约肌萎缩，支配膀胱的神经功能障碍，易出现尿频、尿急；老年人的肛门括约肌也逐渐松弛，对大便的控制力下降。为避免输液期间着急赶往卫生间时发生意外，做好排便前准备尤为重要。比如在输液前熟悉病房环境，了解卫生间的位置，准备好手纸等；腿脚不灵活的老人可在床旁放置坐便器，输液过程中可在床旁大小便或者使用便盆、尿壶直接在床上大小便。

7. 老年人静脉输液过程中要特别注意哪些事项？

老年人生理功能减退，自理能力下降，所以老年人在静脉输液过程中要特别注意以下几点（图 24）：

（1）严格控制输液速度：大量快速输液，会加重老年人心脏负担，导致心脏泵血功能进一步障碍，液体在肺部淤积，引起肺水肿，所以不能快速输液。但是输液速度也不是越慢越好，如果输液速度太慢，则会延长输液时间，影响药物疗效，而且病人也会感到疲劳。老年人的输液速度一般控制在 20~40 滴 /min 为宜，医务人员会根据老年人的病情和治疗需要调节好输液速度，病人和家属不能随意调节。

（2）防止"走针"：老年人由于身体活动能力相对下降，输液时拉盖被子、穿衣服、在床上移动等活动时可能会由于活动幅度过大，触碰或挪动输液管及针头，再加上老年人的血管脆、弹性差，使用钢针输液时很容易导致"走针"现象。所以要特别小心拉盖被子、穿衣服，防止"走针"。

（3）注意观察穿刺处局部情况：老年人皮肤松弛，对疼痛反应迟钝。若"走针"引起轻微的"鼓包"不易被感觉到，等病人感觉到很痛的时候，"鼓包"已经很严重了。所以老年人如果使用的是一次性静脉输液钢针或外周静脉留置针输液，家属及病人也要多观察穿刺部位，观察方法可采用输液肢体与非输液肢体对比，以免出现观察失误。

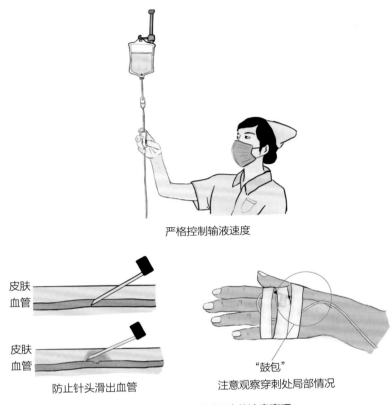

严格控制输液速度

皮肤
血管

皮肤
血管

防止针头滑出血管

"鼓包"
注意观察穿刺处局部情况

图24　老年人输液过程中的注意事项

　　建议老年人输液时最好有人陪伴，医务人员也会多给予老年人一些生活协助，减少老年人输液过程中的活动；同时，输液时注意保护和经常查看针头和输液管，发现松动和其他异常应及时告知医务人员进行处理。

8. 老年人卧床输液时为什么不能快速起身下床?

　　卧床输液的老年人，特别是合并糖尿病、高血压、帕金森综合征、贫血等疾病及服用降压药、利尿药与化疗的老年人，如果突然起身下床容易发生直立性低血压，并且年龄越大，直立性低血压的发病风险也越大。

直立性低血压是指与卧位相比，快速站立时收缩压下降20 mmHg（2.67 kPa）以上或平均动脉压降低10%及以上。典型症状是站立位头晕、视野狭窄、视物模糊，甚至晕厥。通常情况下，直立性低血压不会有直接的生命危险，但老年人的机体协调平衡能力减弱，更容易造成身体失衡而跌倒。如跌倒致头部损伤，可能会危及生命。所以老年人卧床输液时不要快速起身下床，要遵循"起床三步曲"，具体做法参见本书第三章"34.输液结束后如何预防跌倒？"。

9. 老年人拔针后皮肤瘀青怎么办？

拔针后的皮肤瘀青主要是由于针眼处按压时间过短或者按压方法不正确而造成血液渗漏至皮下形成的。

老年人随着年龄的增长，皮肤也发生一系列退行性的变化。皮肤的感觉、分泌、排泄、吸收及代谢等功能会减弱，对渗漏在皮下的血液清除能力下降，更容易造成皮肤的"青紫色"。出现"青紫色"的处理方法参见本书第十章"10.怎样帮助皮肤瘀青消退？"。

第七章
静脉输血知多少

　　世界上所有的人种，无论民族、文化和信仰如何，其生命动力都在血液中奔流不息。血液中的各种成分构成了人体高度发达的运输和防御系统，赋予并守卫着我们的生命。

　　每年，有数百万人接受输血治疗。大多数病人输血非常顺利，但是因不了解输血而失去抢救机会的情况也时有发生。我们经常在各种电视剧中看到输血的场景，在现实生活中真正接受输血时又是如何呢？本章将从输血的基本常识、成分输血、自体输血、输血注意事项等方面进行科普，希望能普及输血相关知识，提高大众安全输血意识，保证输血安全。

1. 什么是输血？

　　输血是以输血工具为通道，将血液输入病人静脉的一种抢救和治疗疾病的措施。根据病情需要，可输注全血或血液的某种成分，如血浆、红细胞、血小板及白细胞等。

2. 输血有哪些作用？

　　输血有以下几方面的作用（图 25）：

（1）补充血容量：如果把人体比作地球，那么血液就像是河流，我们的地球需要河流的灌溉，人体也需要血液的滋养。人体的血容量是参与血液循环的血量，由血细胞与血浆组成，可以看作是河流的总承载量。当人体由于种种原因出现血容量不足时（比如大出血），机体可能会出现头晕、心率增快、血压下降等症状，此时就需要通过输血来补充血容量，以改善上述症状。

（2）纠正贫血：人体的血液由血细胞和血浆组成。血细胞包括红细胞、白细胞和血小板。红细胞的主要成分是血红蛋白。贫血是指血液中红细胞和血红蛋白低于正常水平。输血就是通过增加红细胞数量来改善贫血。

那么如何知道是否贫血呢？通过血细胞分析检查，根据红细胞数量和血红蛋白的高低，来判断是否贫血。贫血常见于血液系统疾病、慢性失血和其他慢性消耗性疾病。

（3）补充血浆蛋白：血浆中还含有一种叫血浆蛋白的营养物质。输注血浆可以补充蛋白质，改善营养状态。适用于低蛋白血症以及大出血、大手术的病人。

（4）补充各种凝血因子和血小板：大家平时有没有发现，如果手上不小心划开了个小口子，虽然会有血液流出来，但即便我们不去处理，过一会儿它也就不流血了，这就是凝血因子和血小板的功劳！如果人体凝血因子和血小板减少，就会导致伤口流血不止和止血困难。大量失血会有生命危险。输血可以补充凝血因子和血小板，改善凝血功能，有助于止血。适用于患有凝血功能障碍（如血友病）及大出血等病人。

（5）补充抗体、补体等血液成分：血液中除了上述的成分外，还有抗体、补体，它们是干什么的呢？它们是"人体防卫兵"，可以保护人体不被有害微生物侵害。所以输血可以增强机体免疫力，提高抗感染能力，适用于严重感染等情况。

（6）排除有害物质：当人体血液中含有对人体有害的成分时，可通过换血疗法来挽救生命。换血疗法就是用正常的新鲜血液置换掉不正常的血液。比如新生儿溶血时，可以通过换血疗法把破坏的红细胞置换出来。

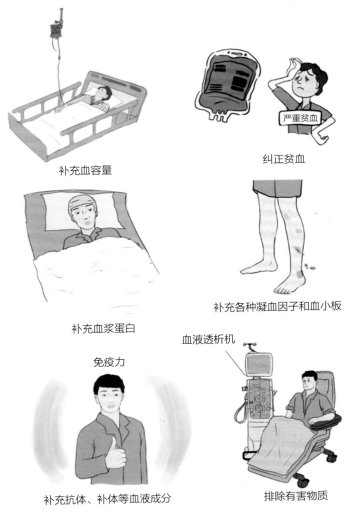

补充血容量

严重贫血

纠正贫血

补充血浆蛋白

补充各种凝血因子和血小板

免疫力

血液透析机

补充抗体、补体等血液成分

排除有害物质

图25　输血的作用

3. 哪些情况下需要输血?

人体在以下情形下需要输血:

（1）大出血:各种原因引起的大出血,如车祸、外伤等。一般急性出血800 mL时就需要输血了。

（2）贫血:严重贫血时需要输入红细胞或全血纠正贫血。

（3）急性严重感染:严重感染后输入新鲜血可补充抗体、补体,增强机体抗感染能力。

（4）凝血功能障碍:患有出血性疾病的人,如血友病,可输入凝血因子,改善凝血功能。

4. 输血中的"血"有哪几种?

输血中的"血"统称为血液制品,血液制品的种类有全血、成分血和其他血液制品。全血是指采集的血液未经过任何加工而全部保存备用的血液,就像是从大海里直接盛出来的海水。成分血是在一定条件下,采用特定的方法将全血中一种或多种血液成分分离出来而制成的血液制品,就像前面提到的红细胞、血小板等。其他血液制品常见的有白蛋白制剂、免疫球蛋白制剂,是从血浆中提纯而得。

5. 为什么要输成分血?

有句老话说得好——"缺啥补啥",成分输血就是这个道理。每种血液成分都有其各自的功能,成分输血可以为机体输注需要的血液成分,比如凝血功能障碍的病人可以输入凝血因子,贫血的病人输入红细胞,血小板减少的病人输入血小板等。减少或避免不需要的成分，在有效补充血液成分的同时还可以降低输血风险，减少因输血而传染的疾病。临床上，医生会根据病人的具体情况制订输血治疗方案。

6. 血液制品是怎样保存的?

血液制品的保存要求很严格，因为温度会使血液变性。比如红细胞和全血需要储存在 2 ℃~6 ℃的专用冰箱，从冰箱取出后应在规定的时间内输注，如果不能立即输注，必须保存在 2 ℃~6 ℃的储血专用冰箱内。血小板必须储存在 20 ℃~24 ℃的环境下，以保存其功能。

7. 血液制品是不是也有保质期?

是的，我们都知道食品、药品，甚至连日用品都有保质期，如果存放过期就不能再用。同样的，血液制品也有保质期，不同的血液制品有不同的保质期。血库里的全血制品的保质期一般是35 日，血浆制品的保质期可长达 4 年，而机采血小板的保质期只有 5 日。

血液制品必须严格按照我国《血液储存要求》进行储存，并且在保质期内才可以输注到病人身上。过期血液制品是不能输注的，会由专门的部门进行焚烧销毁处理。医务人员在给病人输血前也会对血液的有效期进行认真核对，避免将过期血液输注到病人身上。

8. 输血前需要做哪些检查?

输血前的常规检查主要包括血常规、血型检查、交叉配血试验以及传染病免疫学检查。输血前检查主要是为了保障输血安全，也可作为判断是否因输血引起传染性疾病的依据之一。

9. 关于血型您知道多少？

说起血型，它并不是人类的专属。动物也有血型，狗有 13 种血型，马有 8 种。我们人类最常提及的是 ABO 血型系统和 Rh 血型系统（图 26）。

ABO 血型系统是根据红细胞表面抗原来决定的。如果红细胞表面只有 A 抗原，就是 A 型血；只有 B 抗原，就是 B 型血；两种同时存在，就是 AB 型血；两种都没有，就是 O 型血。

Rh 血型系统，它分为 Rh 阴性和 Rh 阳性两种。它与 ABO 血型系统并不冲突，同样是 O 型血，可能是 O 型 Rh 阴性，也可能是 O 型 Rh 阳性。我国汉族及大部分民族的人大多是 Rh 阳性血，Rh 阴性少见，所以 Rh 阴性血又叫"熊猫血"。

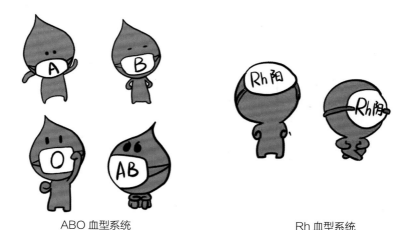

ABO 血型系统　　　　　　　　　　Rh 血型系统

图26　血型

10. 输血前为什么要做交叉配血试验?

输血前做交叉配血试验是为了检查供血者的血液是否适合受血者。交叉配血试验的原理是红细胞凝集反应：医务人员将供血者的红细胞和血清分别与受血者的红细胞和血清按照一定反应比例进行混合，观察有无凝集反应，两侧血细胞均不凝集成团才可输血，以保证受血者的安全。这类似于古装剧里的"滴血认亲"，但是滴血认亲是没有科学依据的哦!

11. 输血有哪些风险?

输血有可能发生以下风险：

（1）感染传染病：通过输血传播的疾病与感染已知有十余种，其中最严重的是艾滋病。但在采供血机构和医疗机构标准化工作和规范化管理下，输血感染传染病的发生率正在逐年下降。

（2）发生输血反应：输血是具有一定危险性的治疗措施，可能会引起一些输血反应，常见的有发热反应、过敏反应等。所以输血的原则是"能不输就不输，能少输就不多输；能多次输注就不一次性输注，多次少量"。虽然输血反应较多，但大家也不必过于担心，因为在医务人员的严谨操作和病人、家属的积极配合下，输血所带来的风险也会大大降低。

12. 输血有哪些不良反应?

输血可能发生以下不良反应：

（1）发热反应：发热反应是输血反应中最常见的。可由致热原、多次输血、输血时有污染等多种原因引起。发热常发生在输血期间或输血后 1~2 小时内。病人先出现发冷、寒战，继之出现高热，可伴有皮肤潮红、头痛、恶心、呕吐、肌肉酸痛等不适。轻度发热反应持续 1~2 小时可缓解。

（2）过敏反应：过敏体质或曾多次输血者，需要警惕输血过敏反应。过敏反应程度轻重不一，轻者只出现单纯的皮肤瘙痒、局部或全身出现荨麻疹。重者会出现支气管痉挛、发绀、呼吸困难、低血压、胸骨下疼痛、喉头水肿，甚至发生过敏性休克。

（3）急性溶血反应：溶血反应是最严重的输血反应。溶血反应是输血后红细胞受到破坏而引起的一系列反应。急性溶血反应发病迅速，输入 10~15 mL 血液后即可发生。最早出现的症状有头部胀痛、面色潮红、恶心、呕吐、心前区压迫感、四肢麻木、腰背部剧烈疼痛。由于红细胞破坏，大量血红蛋白释放到血浆中，可出现黄疸，尿呈酱油色，同时伴有寒战、高热、呼吸困难、低血压。病情进展快可导致急性肾衰竭，严重者可致死亡。

（4）肺水肿：短时间内大量输血或者受血者心功能不全时，输血可导致急性肺水肿。病人在输血中或输血后 1 小时内突然出现呼吸困难、胸闷、咳嗽，咯粉红色泡沫痰，严重者痰液可从口、鼻腔涌出。

基于输血反应的危险性，医务人员在输血前、输血过程中和输血后会严格查对、严密观察。病人在输血过程中和输血后出现任何不适都要立即报告医务人员，以便医务人员积极处理，降低发生输血反应的风险。

13. 为什么要求输同型血？

一般输血，血型相同才能输注。我们在前面的问题中提到了红细胞凝集反应，输同型血也是基于这个原理。比如 A 型血的人输注 B 型血，由于 A 型血的人体内有抗 B 型血的凝集素，就会导致 B 型血的红细胞破裂，出现溶血反应。

当然，在抢救严重失血病人，又找不到同型血的特殊情况下可以输 O 型血，因为 O 型血没有 A、B 抗原，民间俗称"万能输血者"。但这是迫不得已的处理办法，因为 O 型血中含有抗 A、抗 B 抗体，输送给 A、B 血型的人可能会发生轻微的溶血反应。

14. 什么是自体输血?

自体输血是指提前采集自己的血液或手术中收集自体失血，经过洗涤、加工，在术后或需要时再输回本人体内的方法。自体输血是最安全的输血方法。

15. 自体输血有哪些优点?

自体输血有以下优点（图 27）：

（1）避免输血传播疾病：如乙型肝炎、丙型肝炎、梅毒、艾滋病等。尽管目前的血液都由中心血站统一采集、制备、储存和配送，国家对中心血站也有非常严格的管理规定，但仍有个别带微量病毒的献血者难以被检出，故目前仍有少数受血者在输血后发生乙型肝炎、丙型肝炎、梅毒、艾滋病等血液传播性疾病。

（2）不须检测血型和交叉配血试验：因为是自体血液，输入后不会发生免疫反应，避免了抗原抗体反应所致的溶血、发热和过敏反应，所以不用检测血型和交叉配血试验。

（3）可加快造血速度：由于反复采集自体血液，可刺激红细胞再生，从而加快造血速度。

（4）缓解紧张的血源供应：在个别地区，血液供应紧张，自体输血可以缓解紧张的血源供应局面。

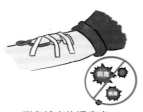
避免输血传播疾病

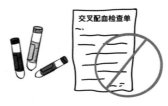
不需要检测血型和交叉配血试验

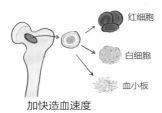
红细胞

白细胞

血小板

加快造血速度

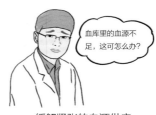
血库里的血源不足，这可怎么办？

缓解紧张的血源供应

图 27　自体输血的优点

16. 哪些情况下可以自体输血？

以下情况可以采取自体输血：

（1）身体状况好，准备择期手术，而预期术中出血多，需要大量输血者。

（2）孕妇和计划妊娠者，避免生产或剖宫产时输异体血。

（3）输同种异体血发生过严重输血反应者。

（4）稀有血型，如"熊猫血"，或者曾经发生过配血困难者。

17. 自体输血有哪些形式？

自体输血有贮存式自体输血、稀释式自体输血、回收式自体输血 3 种形式。

（1）贮存式自体输血：在术前采集病人全血或血液成分并加

以贮存，需要时再回输给病人的输血方法。贮存式自体输血采血一般于手术前 3~5 周开始，一般每周或隔周采血一次。每次采血量以不超过 500 mL 或自身血容量的 10% 为宜，并最好在手术前 3 日停止采血。

（2）稀释式自体输血：于手术开始前采集病人血液，并同时自静脉输入等量的晶体或胶体溶液，使病人的血容量保持不变。所采集的血液在术中或术后输回给病人。

（3）回收式自体输血：用血液回收装置，将病人体腔积血、手术失血及术后引流血液进行回收、抗凝、洗涤等处理，再回输给病人。多用于脾破裂、输卵管破裂，血液流入腹腔 6 小时内无污染或无凝血者。

18. 输血要注意哪些事情?

输血的注意事项包括以下方面：

（1）做好输血前检查：输血前应配合医务人员做好血常规、血型检查、交叉配血试验以及传染病免疫学检查。

（2）使用一次性专用输血器：为了防止交叉感染和病毒传播，必须使用一次性专用输血器输血，做到"一人一管""一用一丢弃"。

（3）注意输血速度：输血开始时速度宜慢，输注 15 分钟后无不良反应，护士会根据受血者的病情、血液成分和年龄适当调整滴速。滴速调节好后，病人和家属不可自行随意调节。

（4）注意有无不适：输血过程中注意观察，出现发热、皮肤瘙痒、呼吸困难等异常情况要及时告知医务人员。

19. 儿童输血有哪些注意事项？

儿童输血要注意以下两点：

（1）不可自行调节输血速度：儿童时期身体不断生长发育，血容量随年龄和体重的增加而变化。不同的儿童、不同的疾病输血的速度都不一样，医务人员会根据儿童的具体情况进行调节。家长和儿童不可自行调节输血速度。

（2）家长及时报告异常情况：年龄小的儿童输血时，由于各器官发育不成熟，且不能正确表达各种不适，因此除医务人员密切关注外，家长也需要注意观察，发现儿童躁动不安或出现其他异常情况，务必立即通知医务人员。

第八章
关于献血的那些事

　　无偿献血是拯救他人生命，不谋求任何报酬的公益行为。无偿献血是社会文明和进步的体现，无偿献血者同时也会得到社会的普遍尊重。随着我国对无偿献血宣传力度的增大，公众献血意识也在不断提高，越来越多的人已加入无偿献血者的队伍中。然而，还有很多人畏惧献血，常常谈血色变。为了让更多的人了解献血，参与到无偿献血者的队伍中，下面请跟着我们一起来了解有关献血的相关知识吧！

1. 为什么我们国家要提倡自愿无偿献血？

　　无偿献血是指公民向血站自愿、不需要报酬地提供自身血液的行为。《中华人民共和国献血法》规定：国家实施无偿献血制度。

　　无偿献血者是带着无私奉献的爱心来献血的，献血者希望所献的血液能帮助他人重拾生命。以关爱他人生命健康为目的的无偿献血能最大限度地保障血液质量。无偿献血的血液合格率高、质量好，有利于献血者和受血者的健康和安全，是安全输血的保障。

　　而有偿献血是以金钱、报酬为目的的献血，可能会存在隐瞒传染病史，多处、短期、反复献血的情况，使血液质量得不到有效保障，存在不安全因素。所以我们国家提倡自愿无偿献血。

2.《中华人民共和国献血法》是什么时候制定的?

中华人民共和国第八届全国人民代表大会常务委员会第二十九次会议于 1997 年 12 月 29 日修订通过了《中华人民共和国献血法》,自 1998 年 10 月 1 日起开始施行。这部法规是为了保障医疗临床用血需要和安全,保护献血者和用血者身体健康,发扬人道主义精神,促进社会主义物质文明和精神文明建设而制定的。

3."世界献血者日"是哪一天?

每年的 6 月 14 日是"世界献血者日"。为了让更多的人了解、参与无偿献血,宣传和促进全球血液安全规划的实施,世界卫生组织、红十字国际联合会、献血者组织国际联合会等将 2004 年 6 月 14 日定为第一个"世界献血者日"。之所以选中 6 月 14 日作为"世界献血者日",是因为这一天是发现 ABO 血型系统的奥地利医学家卡尔·兰德斯坦纳的生日。

设立"世界献血者日"是在这个特殊的日子感谢那些拯救他人生命的无偿献血者,特别是多次定期捐献血液的个人,颂扬他们无偿捐助血液的奉献之举;同时在全社会对无偿献血的重要性进行科普、宣传,鼓励更多的人尤其是青年参与无偿献血。

4. 献血有哪些要求?

我们国家对献血者有如下要求(图 28):

(1)年龄:18~55 周岁。曾经献血,且无头晕、眼发黑、心慌、面色苍白、出冷汗等献血反应。符合健康检查要求的多次献血者主动要求再献，年龄可以延长至 60 周岁。

（2）体重：男性 ≥ 50 kg，女性 ≥ 45 kg。

（3）健康情况：健康状况良好，精神状况良好，近期无疾病史。

年龄

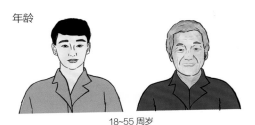

18~55 周岁

体重

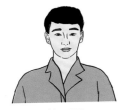 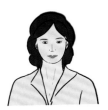

男性 ≥ 50 kg　　　　　女性 ≥ 45 kg

健康情况

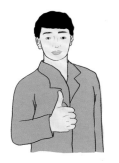

☑ 健康状况
☑ 精神状况
☑ 近期无疾病史

图28　献血的要求

5. 无偿献血有哪些类型?

无偿献血分为捐献全血和捐献成分血。

捐献全血是捐献血液全部成分的过程,时间一般是 5 分钟左右。

捐献成分血是捐献血液中的某一成分,如血小板、血浆、粒细胞或造血干细胞。我国目前以捐献单采血小板较为普遍,其过程是血液经血细胞分离机分离所需的成分血后,再将其他血液成分回输给献血者的过程,时间比献全血要长,一般一次是 40~60 分钟。

6. 捐献的血小板有何作用?

血小板是人体血液的一种成分,它的主要生理功能是止血、凝血。由于各种原因造成血液中血小板减少或血小板功能异常,有可能引起严重出血而危及生命时,必须输注血小板治疗。常用于治疗白血病、再生障碍性贫血、产后大出血、恶性肿瘤等病人。

7. 一个人一次可以献多少毫升血?

《中华人民共和国献血法》规定:每人每次献血量为 200~400 mL。

8. 两次献血之间需要间隔多长时间?

两次全血捐献间隔时间不少于 6 个月。捐献成分血根据成分不同,间隔时间也不同,一般情况下最短间隔时间为 14 日,遇到特殊配型需要,经医生评估后批准,可适当缩短间隔时间。

9. 献血会不会感染疾病？

去正规的血站和血站配备的采血车进行无偿献血是安全的，不会感染疾病。中心血站是由国家卫生行政部门批准成立的专业机构，其医务人员都具有相应的职业资格证书。血液的采集有严格的操作规程和要求，采血过程中医务人员会严格遵守无菌原则。采血所用的针头和血袋是经过检测合格的一次性医疗耗材，使用后均会统一销毁。

10. 献血对身体有害吗？

符合献血条件的成年人按照《中华人民共和国献血法》规定的血量献血对身体没有危害。人体血液总量大约是体重的 8%，也就是说每千克体重有 80 mL 血液，例如体重 80 kg 的人，他身体血管里循环血量大约为 6400 mL。而我国规定每次献血的献血量为 200~400 mL。献血后，机体骨髓会加速造血，血液成分会再补充回来。

当然，不符合献血条件的成年人献血对身体健康还是有影响的，比如贫血的病人献血会加重贫血等。

11. 直系亲属之间可以互相献血吗？

有时在电视剧里会出现这样的画面，孩子出车祸了，急需输血，而此时医院里正好缺少这一血型的血，这时候孩子的家长便会卷起衣袖对医生说：抽我的血吧！见多了这样的剧情，您是不是以为直系亲属间可以相互献血呢？但事实却不是这样的，直系亲属之间献血，易产生"移植物抗宿主病"，因此直系亲属之间不提倡互相献血。

那么哪些是直系亲属呢？直系亲属是指有基因遗传关系的亲属，如父母与子女。血缘关系越近，移植物抗宿主病的发生率越高，尤其是一级亲属，即父母与子女间，发生率高达 10~20 倍。所以直系亲属间相互献血是一种危险行为。

为什么是危险行为呢？输血本质上属于移植的一种。对于受血者来说，输入的血液是个异物，身体会产生排斥反应也就是免疫反应。移植物抗宿主病就是其中的免疫反应之一，也是最严重的输血并发症之一。

直系亲属间相互输血发生上述免疫反应的可能性比非亲属间输血要大得多。主要发生在输血后 1 周左右，机体可能会出现全血细胞减少、肝功能严重受损、恶心、腹泻以及皮肤黏膜出现大面积皮疹或疱疹的症状，死亡率高达 90%。

12. 丈夫可以给妻子献血吗？

丈夫与妻子没有基因遗传关系，那是否意味着丈夫能给妻子献血呢？这要取决于两者血型是否一致及交叉配血试验结果，才能决定能否献血。

当然，即将生育的妻子最好不接受丈夫的献血。因为若妻子接受了丈夫的血液，妻子可能产生针对其血型抗原的抗体，在妊娠后该抗体会进入胎儿体内，胎儿可能出现新生儿溶血病，严重时可危及胎儿的生命。

13. 血型相同是不是就可以互相献血？

那可不一定哟！输血是个很复杂的过程。仅仅靠血型相同就献血是不科学的。因为人类除了 ABO 血型系统，还有 Rh 血型系统，所以临床上在输血前除鉴定 ABO 血型外，还要根据凝集反应原理，将供血者和受血者的血液做交叉配血试验，在体外确认 ABO 血型、Rh 血型系统均匹配时，才可以进行输血，以确保安全。否则一旦发生溶血反应是非常危险的。

14. 万能献血者真的"万能"吗？

电影《白求恩大夫》中，白求恩大夫为了抢救失血过多的战士，伸出胳膊说："我是 O 型血，是万能献血者。"在战争年代，白求恩大夫用他的鲜血挽救了战士的生命。那么这种说法在现在还是对的吗？

其实，并不完全正确，"万能献血者"并不万能。O 型血可以给其他血型献血，这句话在某些特殊的情况下是正确的。O 型血中虽然没有 A、B 抗原，但是 O 型血中含有抗 A、抗 B 抗体，将 O 型血输送给 A、B 血型的人时可能会发生轻微的溶血反应。为了避免伤害，输血时通常会优先选择同血型血液。只有在紧急情况或同型血液无法获得的情况下，才会将 O 型血输给非 O 型血的人，以挽救病人生命。

15. 卷起袖子就可以在医院献血吗？

电视剧里经常会出现主人公卷起袖子就在医院向病人献血的场面，这在现实生活中是不可取的，而且违法。事实上，从献血者献血到将血液输入受血者体内需要很多流程，这些流程都是为了保障献血与输血安全。献血前要做血常规、血型、传染病等检查。所以，不做任何检查，卷起袖子就献血是不符合现实医疗规范的操作行为。

16. 献血前有哪些注意事项?

献血前有以下注意事项（图29）：

（1）献血前做健康体检，符合献血条件者才能献血。女性月经期不能献血。

（2）熟悉献血知识和过程，放松心情，消除紧张恐惧心理。

（3）注意饮食，献血前不要吃大鱼大肉，要清淡饮食，以稀饭或白米饭、绿叶蔬菜为宜。献血当天一定要吃早餐，空腹献血可能会发生低血糖。

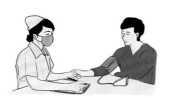

健康体验

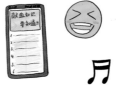

学习献血知识，放松心情

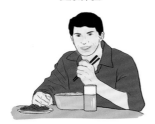

注意饮食，切忌空腹献血

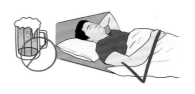

不饮酒，保证充足睡眠

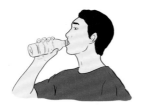

适量喝水

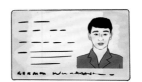

带好身份证件

图29　献血前的注意事项

（4）献血前一天不饮酒，保证充足睡眠。

（5）适量喝水，以免血液太黏稠。

（6）务必带上身份证或其他能证明献血者身份的有效证件。

（7）献血机构要求的其他注意事项。

17. 献血前如何补充水分?

是不是喝了多少水就能增加多少血容量呢? 当然不是。人体多余的水分会伴随尿液、汗液等排出。一般建议在献血前半小时喝 500 mL 左右的淡盐水（最好是 0.9% 氯化钠溶液），也可以在淡盐水里加一点糖，这样能增加血容量，使血管充盈，减少献血反应。

18. 献血中有哪些注意事项?

献血时，待工作人员静脉穿刺成功后，松开穿刺侧拳头，穿刺部位不要随意乱动，以免针头脱出。献血过程中如出现不适症状，比如头晕、恶心、心慌等，要立即告诉献血站的工作人员，工作人员会根据具体情况决定是否能继续献血。

19. 献血后有哪些注意事项?

献血后要注意以下事项（图 30）:

（1）有效按压: 采血的穿刺针比普通采血针粗，拔针后按压时间应适当延长至 5~10 分钟。1 小时内请勿提举重物，因为提重物会使手臂的静脉压力增加，引起穿刺针眼出血。

（2）适当休息: 休息 30 分钟以上，无不适方可离开献血场所。

（3）保护好采血的部位: 采血的穿刺点不要弄脏，24 小时内不要沾水，以免感染。

（4）注意休息：避免劳累，不熬夜，保证充足的睡眠，不做剧烈活动，更不要进行通宵娱乐等活动。因为身体有一部分血液被抽出，机体需要时间适应。

（5）注意安全：献血后当日不要从事高空、高温作业，不要长途驾驶车辆。

（6）补充水分：献血后当日多饮水，有助于机体血容量恢复。

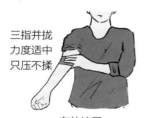

有效按压

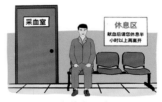

适当休息再离开

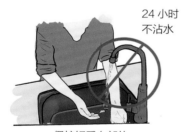

保护好采血部位

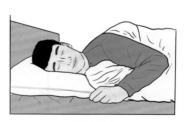

注意休息

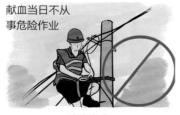

注意安全

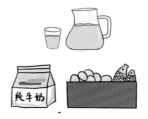

补充水分，加强营养

图 30　献血后的注意事项

（7）加强营养：多喝牛奶，进食优质蛋白，如鸡蛋、鱼等；吃含铁丰富的食物，如肉类、动物肝脏、动物血等。

第九章
医学检查静脉用药注意事项

　　去医院看病有时候需要做一些检查，帮助诊断疾病或者制订合适的治疗方案。有些检查前不能喝水和吃东西，有些检查需要提前吃药，而有些检查还需要从静脉注入一些药物，比如说无痛胃肠镜检查需要静脉注射麻醉药物，CT（电子计算机断层扫描）、MRI（磁共振成像）等检查时需要静脉注射对比剂（造影剂）让图像更清晰。了解这些检查静脉用药的注意事项，并做好检查前的各种准备，可以让检查过程更顺利，同时尽早发现检查后的不良反应，及时处理，保障病人安全。本章着重介绍检查时的静脉用药相关知识，帮助大家顺利完成这些检查。

1. 哪些检查需要静脉用药？

　　有些检查需要通过静脉用药来减轻病人的痛苦，比如胃镜、肠镜等内镜检查前注射麻醉药物让检查在病人的睡眠状态中进行。有些检查需要静脉用药让图像更清楚，有利于疾病的诊断，比如超声造影检查注射超声对比剂、增强 CT 检查注射碘对比剂、MRI检查注射钆对比剂、放射性核素检查注射放射性药物等。

2. 什么是内镜检查?

内镜是一种光学仪器, 内镜检查就是将内镜的镜子和管道由体外经过人体自然腔道送入体内, 通过内镜直接观察到脏器内腔病变, 根据需要进行照相、活检或刷片等。常见的有喉镜、胃镜、肠镜、膀胱镜、阴道镜、支气管纤维镜等。内镜检查有无痛内镜检查与普通内镜检查。

3. 无痛内镜检查与普通内镜检查有什么不同?

无痛内镜检查与普通内镜检查区别大着呢! 很多人去医院看病, 一听医生说要做内镜检查, 比如胃镜、肠镜, 就紧张害怕, 寝食难安, 为什么呀? 因为做过的人都说难受。比如胃镜通过咽喉部时会诱发恶心呕吐; 肠镜检查时因为很粗的管子在弯弯曲曲的肠道内前进, 压迫、牵扯肠道, 会使受检者产生便意、腹胀等不适的感觉。而无痛内镜检查则是在检查之前由麻醉师使用静脉麻醉药物, 使被检查者的整个检查过程在睡眠状态中进行, 没有不适感, 睡一觉醒来检查就做完了。

4. 内镜检查前静脉注射麻醉药有哪些好处?

无痛内镜检查由于使用静脉麻醉药, 整个检查过程在病人睡眠状态中进行, 对于病人来说有以下优势:

(1) 无痛内镜能使病人全身放松, 减少检查前的恐惧感, 已被列为针对精神紧张、不合作或者耐受性差而又必须进行内镜诊疗病人的首选。

(2) 无痛内镜检查时病人处于睡眠状态, 故检查时无不适感,更有利于医务人员操作，缩短诊疗时间。

（3）减少病人由于紧张、恐惧和不合作引起的并发症，如心血管系统意外、胃肠痉挛、气管支气管损伤、肠穿孔、消化道出血等。

5. 哪些人不宜选择无痛内镜检查?

无痛内镜检查有许多优点，但有下列情形者还是不宜做无痛内镜检查：

（1）对麻醉药物有过敏史者。

（2）有心、肺疾病不能耐受检查者。

（3）有容易引起窒息的疾病，如胃潴留及急性上消化道大出血且胃内有较多血液潴留时，液体反流容易引起窒息；严重鼾症及过度肥胖者检查时易发生呼吸抑制和窒息。患有上述疾病者应慎重选择无痛内镜检查。

（4）孕妇：为了避免麻醉药物对胎儿的影响，孕妇不宜选择无痛内镜检查。

（5）哺乳期妇女：正在哺乳的妇女做内镜检查前需要事先跟麻醉师沟通，麻醉师会选择代谢较快的麻醉药，检查完成后间隔一段时间再哺乳。

6. 无痛内镜检查前要注意哪些事项?

尽管无痛内镜检查有许多优点，但在检查前还是要注意以下几点，才能确保检查过程中的安全性：

（1）遵医嘱完成各种检查：如凝血功能、血常规、心电图、传染病、心肺功能等。

（2）完成麻醉前评估：要告知医生是否有高血压、心脏病、糖尿病等病史和药物过敏史，近期是否有感冒、咳嗽和其他不适，并签署麻醉同意书。

（3）按照要求进行饮食管理：

无痛支气管纤维镜检查前6小时内禁食，2小时内禁饮水。

无痛胃镜检查前一日宜进清淡饮食，病人能吃一些米粥、青菜等，麻醉前禁食8小时，禁饮4小时以上。

无痛肠镜检查前一日晚上只能进食流质食物，如菜汤、米汤，并按医务人员的要求口服洗肠药物，保证最后解出的大便呈清水样或是无粪渣的透明黄水样；既往有便秘的人，须在无痛肠镜检查前2~3日进少渣饮食，对于口服洗肠剂洗肠效果欠佳者，可由医务人员进行灌肠来清洗肠道。

（4）遵医嘱服用镇咳药：咳嗽剧烈者在做无痛支气管纤维镜检查前可提前遵医嘱服用镇咳药；有哮喘病史的病人应备好吸入性解痉平喘药，或检查前遵医嘱预防性使用支气管扩张剂。

（5）检查前停用某些药物：检查前按照医务人员的要求停用某些药物，如布洛芬、阿司匹林、噻氯匹定、氯吡格雷等。

（6）保证充足的睡眠：检查前一日注意休息，保证充足的睡眠。

（7）要有家属陪同：检查时要有家属陪同，带上相关病历资料和检查报告等。有活动性义齿的在检查前应取下等。

7. 无痛内镜检查后需注意哪些事项？

在无痛内镜检查后要按医院的要求做好以下相关措施，以减少检查后意外情况的发生（图31）：

（1）在麻醉复苏室休息半小时以上：行无痛内镜检查后，需要在麻醉复苏室休息半小时以上，无头晕、嗜睡等不适症状后，

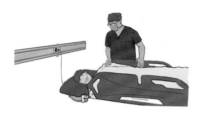

在麻醉复苏室休息半小时以上

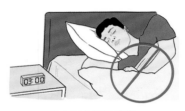

3小时内不要睡觉

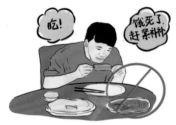

2小时内禁食、禁水

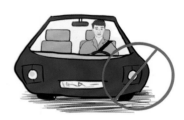

24小时内不做危险工作

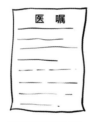

特殊情况遵医嘱

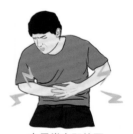

有异常立即就医

图31　无痛内镜检查后的注意事项

经医务人员的评估允许，方可在家属的陪同下离开。

（2）3小时内不要睡觉：避免麻醉药残留、嗜睡等原因导致呼吸抑制。

（3）2小时内禁食、禁水：避免咽部麻醉药仍在起作用，让食物和水误入气管引起呛咳、肺炎，甚至窒息。

（4）24小时内不做危险工作：为避免麻醉药残留造成安全事故，24小时内不要单独外出骑车、开车，不能进行高空作业，不能签署有效的法律文件及操作危险的机器等工作。

（5）特殊情况遵循医嘱：做活检和治疗后的病人，禁止饮食和喝水的时间需要适当延长，其他注意事项请遵照检查医生的嘱咐。

（6）有异常立即就医：无痛肠镜检查后因肠道内积气，会自觉腹部胀痛，不用紧张，排出积气后腹部胀痛症状会自行消除。如腹痛持续加重，不能缓解，应在医院内观察，症状缓解后才能离开。若离开医院后突发腹部绞痛、大量鲜血便等急症，需尽快到医院就诊。

8. 什么是对比剂?

对比剂也称为造影剂，是为增强影像观察效果而服用或注入人体内的化学制品。这些化学制品有些通过改变病灶与正常组织的对比度，有些通过增强背向散射信号，帮助医务人员更加清晰地分辨病灶。

9. 常用的对比剂有哪些?

对比剂有很多种，常用的注射用对比剂有超声对比剂（用于超声造影）、碘对比剂（用于增强 CT）、钆对比剂（用于磁共振成像）等。

10. PICC 可以注射对比剂吗?

增强 CT、部分增强 MRI 注射对比剂时要求速度快，所以采用高压注射。高压注射时导管壁承受的压力很大，普通的导管不能承受这种高压，否则会导致导管破损，只有能耐受高压注射的 PICC 才能使用。PICC 中有一类导管材质为聚氨酯，能耐受高压，可以承受快速注射对比剂产生的压力，称为耐高压 PICC。为方便医务人员及病人识别，这类导管的外露部分有"Power PICC"或者"5 mL/sec"等耐高压的标识。记住！非耐高压导管一定不能注射对比剂。

11. 什么是超声检查？

超声检查就是利用专用设备将超声波传入人体内，再将人体不同组织的反射波变成图像，医生根据人体组织的图像变化来判断疾病。超声检查经济方便，无创伤，是常用的检查方式。

12. 什么是超声造影检查？

超声造影检查就是在检查时通过静脉注射或腔内注入的方法，往人体内注入超声对比剂，提高信号强度，将脏器里的病变部位突显出来。超声造影检查可大大提高超声诊断的特异性、敏感性，使图像的分辨率更高，能发现更小、更多、更隐藏的病灶，有利于医生诊断疾病。

13. 哪些人不宜选择超声造影检查？

超声造影检查虽然有许多优点，但以下病人不宜选择超声造影检查：

（1）对超声对比剂有过敏史者。

（2）近期有急性冠心病症状或重度肺动脉高压的病人。

（3）孕妇和哺乳期妇女。

（4）体外冲击波治疗前 24 小时。

（5）年龄＜ 18 岁或者＞ 80 岁。

所以病人在检查前一定要把病情如实告诉医务人员，让医务人员判断是否适宜超声造影检查。

14. 静脉注射超声对比剂有哪些不良反应?

目前国内常用的超声对比剂主要成分为气泡，在进入人体后经肺循环代谢，15 分钟左右通过肺部的呼吸完全排出体外。所以，一般来说比较安全，不良反应发生率很低，注射之前是不需要做皮试的。

超声对比剂注射后常见的副作用为红斑、皮疹、瘙痒、乏力、头痛、头昏、口干、恶心、呕吐、味觉异常、头晕、四肢麻木、发绀、呼吸困难等，轻度不良反应可自行恢复，重者需要对症处理。病人在推注药物后如有不适应及时告知医务人员。

15. 超声造影检查后需要注意哪些事项?

超声造影检查结束后病人需要在超声室留观 30 分钟，无上述不良反应，方可离开超声室。回家后注意针眼处勿接触水及污染物，避免针眼感染，其他无特别要求。

16. 什么是 CT 检查?

CT 检查是利用 X 射线对人体进行断层扫描后，由探测器采集的模拟信号变成数字信号，再重建图像，从而显示出人体各部位的断层结构的检查，医生根据图像诊断疾病。

17. CT 检查需要注射对比剂吗？

CT 检查分平扫和增强扫描。平扫是不用对比剂的扫描，增强扫描会静脉注射对比剂，目前基本是含碘对比剂。目的是提高病变组织与正常组织的密度差，让图像更加清晰，能够发现更细微的病变。

18. 使用碘对比剂之前需要做皮试吗？

一般不需要做皮试。小剂量的碘过敏试验无助于预测病人是否对碘对比剂过敏，所以做皮试没有多大意义，除非产品说明书有皮试要求，不然使用碘对比剂之前均不需要做皮试。

对于过敏体质和有对比剂过敏史的病人，在检查前要告知医务人员，医务人员会根据病情和具体情况综合考虑，提前进行干预。

19. 碘对比剂有哪些不良反应？

使用碘对比剂可能出现以下不良反应：

（1）急性不良反应：急性不良反应是指在注射碘对比剂 1 小时以内出现的反应。急性不良反应常见的症状有恶心、呕吐、皮肤瘙痒、眼睛不适、鼻痒、皮肤发红、胸闷，严重者有喉头水肿、呼吸困难等。

（2）迟发性不良反应：迟发性不良反应是指在注射碘对比剂 1 小时后到 1 周内发生的反应，多发生在检查后 1~24 小时。迟发性不良反应多表现为皮肤的过敏反应，如皮疹、瘙痒等症状，还可能出现头疼、头晕、恶心呕吐和流感样症状等。

（3）局部组织损伤：在静脉注射碘对比剂的过程中，如果发生了药物外漏到血管外的组织，可引起皮下组织肿胀、疼痛、麻木，严重者可致皮下组织溃烂及坏死。

（4）其他：有的检查者还可能会出现肾功能异常，轻度一过性的肾功能异常一段时间后会恢复，但严重的肾脏损伤则无法完全恢复。

20. 注射碘对比剂前有哪些注意事项？

注射碘对比剂之前要注意以下几点（图32）：

（1）签署知情同意书：检查前仔细阅读知情同意书，了解使用对比剂的不良反应、注意事项及禁忌证等内容，同时在知情同意书上签字。

（2）告知医务人员既往病史：

① 有过敏史：对比剂过敏一般与过敏体质有关，有哮喘病史、花粉或其他食物、药物过敏史，以及曾经发生过使用碘对比剂过敏等情形，需要在检查前告知医务人员。

② 有肾功能不全疾病：由于对比剂经肾脏排出，有严重肾功能不全、糖尿病肾病者，检查前要告知医务人员。

③ 有禁碘的疾病：由于碘对比剂含有"碘"，患有不能使用"碘"的疾病在检查前要告诉医务人员，比如严重甲状腺功能亢进症（简称甲亢）未治愈的病人。

（3）女性妊娠期、哺乳期要告诉医务人员，医务人员会根据具体情况判断能否使用碘对比剂。

（4）要有家属陪同，以便检查后及时发现碘对比剂的过敏反应，及时救治。

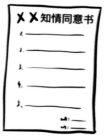

签署知情同意书

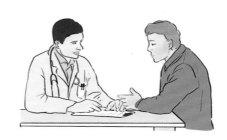

告知医生既往病史

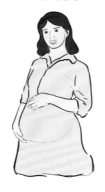

妊娠期、哺乳期需告知

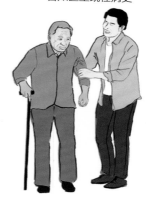

家属陪同

图 32　注射碘对比剂前的注意事项

21. 注射碘对比剂过程中有哪些注意事项？

　　当病人前期留置了耐高压 PICC 或耐高压的输液港时，可以选择这些通道注射对比剂，这样可以有效减少对比剂外渗到血管外的概率。如果没有以上输液工具，检查前护士会为病人置入输液工具，如合适型号和类型的留置针，以满足对比剂高流速的要求。采用头皮钢针注射对比剂时要特别留意保护穿刺针，以免"走针"。

　　检查前医务人员会协助病人摆好体位，检查过程中不能随意移动，尤其是穿刺部位。如果推注对比剂的过程中感觉全身发热、口里有金属味，属于药物正常反应，很快就会消失，不要紧张。如果出现注射部位胀痛，或者出现皮肤瘙痒、鼻痒、心慌、呼吸困难等症状时要立即用未穿刺的手示意医务人员或者呼叫医务人员。

22. 增强 CT 扫描检查结束后能立即回家吗？

由于增强 CT 检查需注射碘对比剂，所以检查完成后不要立即离开，需在 CT 室外面的休息区或留观室休息。如果出现皮肤瘙痒、面部潮红、心慌、呼吸困难等不适要及时告诉医务人员。休息 30 分钟后如无任何不适可以离开，离开医院以后若出现皮疹、全身发红、胸闷不适等症状应立即去就近的医院就诊。

23. 为什么增强 CT 检查前后必须多喝水？

增强 CT 检查前后需多喝水，以降低药物在血液中的浓度，增加肾血流量，加快药物的排泄，减少药物对肾脏的损伤。建议在检查前 4 小时开始喝水，喝水的量每小时 100 mL，持续到检查后 24 小时。夏天出汗多者，适当增加饮水量。心功能不全者，饮水量适当减少，且要在医务人员的指导下饮水。不能口服者可通过静脉补充液体。

24. 什么是碘对比剂外渗？

做 CT 增强扫描检查注射碘对比剂时，需高压注射。正常情况下碘对比剂是注射到血管内的，但有时由于种种原因出现意外，比如针头脱出到血管外、血管破裂等，药物会进入血管以外的组织中，比如皮下组织、肌肉组织，这就是对比剂外渗。

外渗的碘对比剂会造成局部组织损伤，其损伤的机制有细胞毒性、机械性压迫及渗透作用。所以，注射药物过程中如果注射部位有刺痛、胀痛等异常感觉要立即呼叫医务人员。检查过程中注射部位不能随意移动，以预防碘对比剂外渗。

25. 碘对比剂外渗的原因有哪些？

碘对比剂由高压注射器加压快速注射到人体的血管内，药物在快速注射过程中对血管壁的侧压力过大，易引起对比剂穿破血管渗漏到血管外。高龄、糖尿病、放疗、化疗及长期静脉穿刺等病人，由于血管弹性降低、血管硬化，更加容易出现药物渗到血管外。

碘对比剂外渗还有药物本身的原因，比如碘对比剂本身是高渗透性的溶液，高渗透压对血管的损伤大，药物容易渗漏到血管外面等。

其他原因还有：病人不能进行有效沟通配合，注射部位过度活动导致针头脱出血管外等。

26. 碘对比剂外渗会出现哪些症状？

碘对比剂外渗时病人常会感到注射部位组织肿胀、疼痛、发热、麻木等，严重者可出现水疱，甚至皮肤、皮下组织坏死等。

27. 碘对比剂外渗如何处理？

碘对比剂外渗程度分为轻度、中度、重度。其处理方法如下：轻度外渗，可用枕头、衣服或者其他物品将患肢抬高，使之高于心脏水平，促进静脉血液的回流，帮助消肿。还可对外渗部位使用冰敷或者冷湿敷。同时注意观察，如肿胀面积增加，或者不适感加重，及时告知医务人员处理。中、重度外渗可造成局部组织肿胀，皮肤溃疡、软组织坏死等。

除了上述处理措施还需要做如下处理：

（1）局部用药：可使用赛肤润、多磺酸黏多糖软膏、地塞米松软膏外擦，症状严重者，在外用药物的基础上遵医嘱口服地塞米松，促进肿胀消退和止痛。

（2）冷敷或者热敷：24小时以内用50%硫酸镁冷敷可以有效缓解疼痛，24小时之后采用热敷的方法，可以改善血液循环，促进肿胀消退。

（3）中药疗法：使用如意金黄散外敷也有一定疗效。

（4）必要时清创：如果出现皮肤和皮下组织坏死时，需要伤口管理师或外科医生进行清创处理。

特别注意，当出现碘对比剂外渗时，一定要按照医务人员的要求，勿擅自处理，以免加重局部组织损伤。

28. 发生碘对比剂外渗后居家期间如何进行自我护理？

碘对比剂外渗后病人应在治疗区域观察2~4小时，由医务人员判断未出现新的并发症和严重损伤时才能离开医院。居家期间进行自我观察或护理，症状加重时立即去医院。居家期间具体处理措施如下（图 33）：

（1）感知皮温：部分病人肿胀部位会有热感，没有热感的病人可将手清洗干净后，触摸肿胀部位的皮肤，并与周边皮肤对比，如肿胀部位皮肤温度升高为症状加重，应立即去医院找医务人员处理。

（2）观察肿胀面积，感受疼痛程度：在肿胀区域做标记，观察肿胀面积是否增加，疼痛程度是否加重。如肿胀面积增加和疼痛程度加重要立即去医院找医务人员处理。

（3）观察皮肤有无水疱形成：发现有水疱时，不要用手触摸、挤压，家里有无菌纱布的可用无菌纱布覆盖水疱，没有无菌纱布的可用干净的毛巾覆盖后去医院找医务人员处理。

（4）检查邻近关节活动是否受限：检查肿胀部位临近关节的灵活性，如果出现活动受限或者受限程度加重，要立即去医院找医务人员处理。

（5）保护创面不被感染：药物外渗部位有皮肤破损者需要用无菌敷料覆盖。居家时要观察创面是否有液体或脓液流出、创面有无增大、敷料固定是否完好。如果发现异常，应及时去医院找医务人员处理。

生活中要注意保护敷料不被浸湿。如果使用的是纱布敷料，洗脸、洗菜等会接触水的日常活动时，需要用保鲜膜包裹住纱布敷料，保鲜膜要超过纱布敷料上下各 10 cm，并用胶布固定，日常活动结束后要检查纱布是否浸湿，如发现浸湿，说明纱布敷料已被污染，要立即去医院找医务人员更换。

如果使用的是水胶体敷料，虽然不容易进水，但在接触水以前，最好用保鲜膜包裹，不要直接用水冲洗。

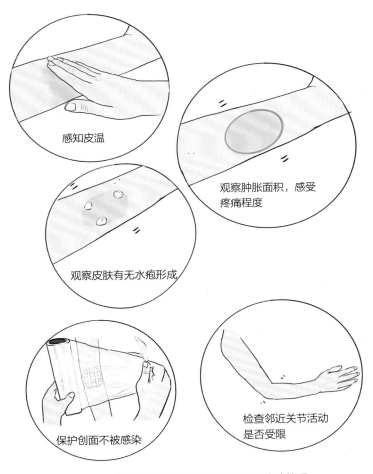

感知皮温

观察肿胀面积，感受疼痛程度

观察皮肤有无水疱形成

保护创面不被感染

检查邻近关节活动是否受限

图33 发生碘对比剂外渗后居家期间的自我护理

29. 什么是磁共振成像？

磁共振成像（MRI）是将人体置于磁场中，利用人体组织中的原子核在磁场内共振产生的信号经重建成像的技术。

30. 磁共振成像检查需要注射对比剂吗?

磁共振检查有平扫和增强磁共振成像两种,增强磁共振成像检查需静脉注射钆对比剂,平扫则不需要。那么注射钆对比剂有哪些好处?磁共振成像平扫只能通过人体自身组织之间的对比来找到病灶,注射钆对比剂后,引入一个外源性的对比,增加机体组织的影像对比度,让图像更加清晰,帮助医生诊断疾病。

31. 注射钆对比剂之前需要做皮试吗?

注射钆对比剂之前不需要做皮试,有过敏史的人在检查前要告知医务人员,以便医务人员提前进行干预或改做其他检查。

32. 钆对比剂有哪些不良反应?

钆对比剂的不良反应小,以轻度为主,比较安全。偶有头疼、头晕、恶心呕吐、热感,可自行缓解。严重不良反应罕见。

33. 使用钆对比剂前有哪些注意事项?

尽管钆对比剂的不良反应小,但还是须做好预防,避免不良反应的发生。使用前需要注意以下几点:

(1)检查前仔细阅读知情同意书,了解使用钆对比剂的不良反应、注意事项及禁忌证等内容,同时签署知情同意书。

(2)有钆对比剂用药过敏史要及时告诉医务人员。

(3)有严重肾功能不全、糖尿病肾病的人检查前要告知医务人员。

（4）女性妊娠期不能使用钆对比剂，如有身孕要告知医务人员，医生会根据具体情况考虑是否改用其他检查。

（5）放松心情，如有紧张情绪，检查前可听轻松的音乐，让自己放松下来。

（6）注射钆对比剂偶有部分病人有不良反应，为保障检查后的安全，最好有家属陪同。

34. 注射钆对比剂过程中有哪些注意事项?

参见本章"21.注射碘对比剂过程中有哪些注意事项?"。

35. 增强磁共振成像检查结束后能立即回家吗?

由于增强磁共振成像检查需注射钆对比剂，检查完毕不要立即离开，应在检查室外面休息。如果出现皮肤瘙痒、头疼、头晕、恶心呕吐等不适，要及时告诉医务人员处理。休息30分钟后无任何不适，才可以离开医院。离开医院后如出现皮疹、全身发红、瘙痒、心中不适等表现，应立即去就近的医院就诊。

36. 什么是放射性核素检查?

放射性核素检查是一种利用放射性药物对疾病进行诊断的检查手段。它需要先将放射性药物引入体内，以正常组织脏器和病灶之间对放射性药物吸收的差别为原理，然后利用核医学仪器探测脏器或者病变组织的放射性浓度差，并以一定方式显像出来。核素显像能显示脏器或者病变的位置、形态、大小，有助于疾病的诊断。不同的检查项目，所使用的放射性药物是不同的。

37. 为什么放射性核素检查需提前预约?

放射性核素检查中使用的药物会自发地进行放射性衰变,也就是说放射性核素的药量会随着时间的增加而不断减少。放射性核素检查中使用的药物有效期比较短,不能长期贮存。医院都是严格按照事先预约的人数预订当日的药物,所以检查前必须提前预约好。

38. 放射性核素检查药物是如何进入体内的?

放射性核素检查药物可以通过静脉注射、口服、吸入等方式进入体内。目前常采用的方法为静脉注射。

39. 放射性核素检查药物渗出如何处理?

注射放射性核素药物时也有可能会发生药物从血管内渗漏到血管外的情况,这就是药物渗出。因此注射药物的手臂不能乱动,用药过程中要保持固定的姿势,避免注射针头从血管中脱出,导致药物渗出。

发生放射性核素检查药物局部渗出也无须太担心,跟普通的药物渗出一样,一般不会引起组织坏死等严重后果。但需要将渗出部位抬高,以促进血液循环。医务人员会根据药物渗出的具体情况,局部使用硫酸镁、50% 葡萄糖加维生素 B_{12} 等药物湿敷消肿。如果处理后渗出局部肿胀没有消退,且伴有红、肿、热、痛,需及时告知医务人员进行进一步的处理。

40. 放射性核素检查是否有辐射?

说到放射性核素检查，大家最担心的应该是对人体辐射的问题。的确，放射性核素检查有辐射。辐射来源于注射的放射性核素药物。目前检查的辐射剂量已经从原来的较高剂量降低到了较低水平，实际上，一次放射性核素检查的辐射剂量已低于一次 CT 检查的辐射剂量水平，所以大家不用过于担心。

41. 哪些人不宜进行放射性核素检查?

孕妇和哺乳期妇女不宜进行放射性核素检查；婴幼儿及少年儿童非特殊需要，尽量不进行放射性核素检查；近期已经使用钡剂者，须等待 2~3 日，让钡剂充分排出后再做检查。

42. 放射性核素检查的辐射对身体影响大吗?

一提到辐射大家可能担心会致畸、致癌，其实不必过于担心。因为放射性核素检查与放射性核素治疗不一样，药物的量很小，都在严格控制的范围，而且药物衰减很快，在体内停留时间较短，一般不会造成危害。

43. 放射性核素检查的辐射影响时间有多长?

不同的放射性核素检查所用的药物不同，辐射衰减的时间不同，所以辐射影响时间长短也不同。

PET/CT 检查 10 小时后，放射性核素药物就可以代谢和排泄出去，身上的辐射就基本消失了；而骨扫描检查的辐射影响，在注射药物 24 小时后身上的辐射才基本消失。

44. 放射性核素检查的辐射会影响周围的人吗？

因为核素进入人体内不能立即排出，需要一定时间才能排出体外，对密切接触者会有微小的辐射。所以进行放射性核素检查后 24 小时内尽量不要抱小孩，不要与儿童、孕妇近距离接触，间隔 3 m 以上的距离比较安全。

45. 怎样减少放射性核素药物对自身及周围环境的影响？

检查后，放射性核素药物绝大部分从汗液、体液、尿液中排出体外。最主要的排出形式为尿液排出。所以检查后为减少放射性药物对身体的影响，要适当多饮水，加快药物从体内排出的速度。没有严重心肺疾病的人，检查当日至少饮水 2000 mL，以促进体内放射性药物的排泄。

小便时注意防止尿液溅到便池的外面，避免尿液污染衣裤、身体及地面，如厕后多冲几次便池，以减少对周围环境的影响（图 34）。

至少 2000 mL

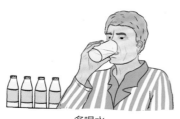

多喝水

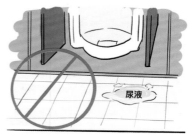

尿液

避免尿液溅到便池外

图 34　减少放射性核素药物对自身及周围环境影响的方式

第十章
了解一次性静脉输液钢针

　　1656 年，英国医生克里斯朵夫教授和罗伯特用羽毛管针头和动物膀胱把药物注入狗的静脉内，是人类历史上首例将药液输入静脉系统的行为。1957 年，发明了头皮针，头皮针自问世以来在静脉输液中发挥着举足轻重的作用，现在熟悉的一次性静脉输液钢针就是由头皮针演变而来，并且在临床上广泛使用。下面就让我们揭开这位"老"输液工具的面纱，我们将从一次性静脉输液钢针的适用范围、使用期间的注意事项等方面进行介绍，以提高病人对一次性静脉输液钢针的认识，减少一次性静脉输液钢针对血管的损伤。

1. 什么是一次性静脉输液钢针？

　　一次性静脉输液钢针也称为头皮钢针（图 35）。一次性输液器上的针头就是一次性静脉输液钢针。其针管材质是不锈钢，经过特殊处理，针尖锋利，易于穿刺。

2. 一次性静脉输液钢针适用于哪些情况？

　　一次性静脉输液钢针主要用于输注刺激性小的药物。由于一

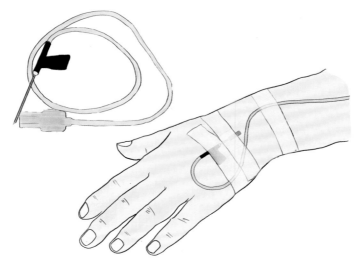

图 35   一次性静脉输液钢针

次性静脉输液钢针针尖锋利，穿刺时及输液过程中穿刺部位需要
保持相对固定的姿势，一旦动作幅度过大，针尖容易穿破血管，
造成药液漏到血管外而损伤周围组织。所以一次性静脉输液钢针
仅适用于短期、单次、输液时间不超过 4 小时，且血管条件好的
病人。

3. 如果经常使用一次性静脉输液钢针输液对血管会有什么影响？

如果经常使用一次性静脉输液钢针输液，需要反复穿刺静脉，
每一次穿刺都会使静脉受伤，在血管上留下一个"瘢痕"，久而久
之，这段被穿刺的静脉将失去原有的弹性和部分功能，肉眼看上
去血管会变小，摸上去会变硬。从而使这段血管无法正常进行穿
刺输液了。

4. 为什么不能使用一次性静脉输液钢针输注刺激性强的药物？

不能使用一次性静脉输液钢针输注刺激性强的药物，主要有以下两个原因：

一方面是易穿破血管。一次性静脉输液钢针针尖很锋利，很容易刺破血管。如果输注刺激性强的药物时渗漏到血管外，会引起周围组织损伤，甚至溃烂、坏死。

另一方面是易引起静脉炎。一次性静脉输液钢针的针尖位于外周静脉（比如手背静脉、手臂静脉），刺激性强的药物直接输入到外周静脉时，药物未得到很好的稀释，对血管内膜会造成损伤，引起静脉炎。

因此，为了保证输液安全，一次性静脉输液钢针仅用于短时间内输注刺激性小的药物或者溶液。

5. 一次性静脉输液钢针在上肢输液时有哪些注意事项？

一次性静脉输液钢针坚硬且针尖锋利，活动过多容易引起针头移位，穿破血管。所以，使用一次性静脉输液钢针输液时，建议限制输液肢体的活动，不要自行使用输液上肢进行洗漱、吃饭、穿脱衣服等。如果必须进行上述活动，需要有人协助完成，以避免针头移动刺破血管，引起"鼓包"。

6. 一次性静脉输液钢针在下肢输液时有哪些注意事项?

一般情况下,不建议使用下肢输液。若特殊情况只能选择下肢输液时,需要注意限制输液肢体的活动,不能在下肢覆盖太重的被子、衣服等物品,应该盖轻薄的被子保暖,并使用枕头等物品将输液的下肢抬高,以加快下肢血液回流到心脏的速度,避免下肢肿胀。

7. 一次性静脉输液钢针脱出如何进行紧急处理?

一旦发现一次性静脉输液钢针脱出,穿刺点出血,不要慌张。可以立即用干净的手帕或纸巾在穿刺部位进行按压,并通知护士进一步处理。局部按压一般3~5分钟,直至不出血为止,注意不要揉搓局部,以防皮下瘀血。

8. 一次性静脉输液钢针拔除后有哪些注意事项?

输液完毕要拔针了,是输液病人最开心的时刻,可拔针后又愁了。哎呀!针眼处怎么出血了?瘀青了?感染了?为了杜绝这些拔针后遗症,拔针时要注意以下几点(图36):

(1)顺着血管走向按压:护士拔针后,病人喜欢自己拿着棉签,看着皮肤上的针眼垂直按压,这种做法是错误的。

医务人员在进行静脉穿刺时,是先倾斜一次性静脉输液钢针刺破皮肤,再降低一次性静脉输液钢针角度刺入血管,所以皮肤进针点和血管进针点并不是在同一条垂直线上,两者之间会有一定的距离和角度差。拔针后,如果只在皮肤针眼处垂直按压,那么静脉穿刺点则得不到有效的压迫，血液会经静脉穿刺点流出，造成皮下血肿。

病人怎样才能做到同时按压住两个穿刺点呢？可在医务人员的指导下，将棉签的按压方向顺着血管的走向摆放，并用三个手指同时横向按压。这种大面积按压的方法可同时压住皮肤穿刺针眼与血管穿刺针眼，减少了不当按压引起血肿、瘀青的发生率。

（2）持续按压，不要"偷看"：有些病人很好奇，在拔针后，不按照护士的要求持续按压针眼，而是经常把棉签提起来，看一下有没有出血，发现出血了就按压一下，等一会儿又看看，发现还在出血又继续按压。这种行为是不可取的，因为当您看到血液流出来后再按压已经晚了，血液已经渗出到皮下，会出现皮下血肿、瘀青。所以，拔针后要持续按压，不要"偷看"哦。

（3）按压时间要足够：一般病人需持续按压 3~5 分钟，如果是老年人或者正在服用抗凝药物及凝血功能差的病人按压时间要延长到 5~10 分钟。

（4）不要立即提重物：按压完毕以后，不要立即提重物。因为用力提重物时，静脉压会增高，容易再次出血。

（5）异常出血告知医务人员：如在使用上述方法进行有效按压后仍出血不止，应及时告知医务人员，查找导致出血不止的原因，再针对原因进行处理。

（6）防止针眼感染：拔针后，当日不能洗澡；针眼在手背上的不能洗手，避免水进入针眼后出现感染。注意针眼愈合情况，等针眼完全愈合后才能洗澡、洗手。注意针眼处的卫生，避免污染针眼。糖尿病等免疫功能低下的病人尤其要注意上述几点。

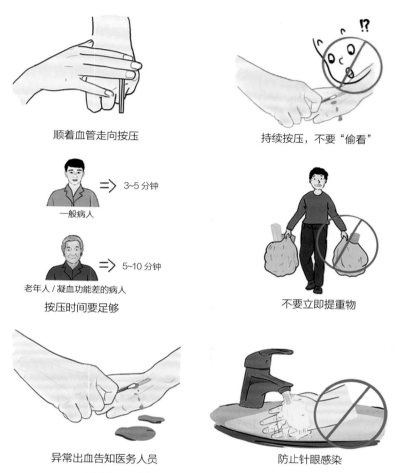

顺着血管走向按压

持续按压，不要"偷看"

一般病人 ⇒ 3~5 分钟

老年人 / 凝血功能差的病人 ⇒ 5~10 分钟

按压时间要足够

不要立即提重物

异常出血告知医务人员

防止针眼感染

图 36 一次性静脉输液钢针拔除后的注意事项

9. 免疫力低下的病人输液拔针后如何预防穿刺点感染?

有些病人由于各种原因致使免疫力低下，比如糖尿病、肾移植等病人。这类病人拔针后穿刺点愈合慢，甚至可能发生感染，以下方法可有效减少穿刺点感染的发生概率：

（1）保护穿刺点：拔针后用透明敷料覆盖穿刺点。两日更换一次，直至穿刺点完全愈合。

（2）定期消毒：如果穿刺点没有覆盖敷料，如一次性静脉输液钢针拔针后，可以使用符合要求的消毒剂（比如0.5%葡萄糖酸氯己定乙醇溶液、聚维酮碘、2%碘酊溶液）消毒暴露的穿刺点，每日2次，直到穿刺点完全愈合。

（3）避免污染：注意不用脏手抚摸穿刺点。洗澡、洗手时避免敷料浸水，保持衣服被子的清洁。

回家后若发现穿刺点愈合差或者穿刺点感染，应及时来医院找医务人员处理。

10. 怎样帮助皮肤瘀青消退？

如果拔针后意外出现血液渗入皮下组织，出现皮肤瘀青，也不必慌张，因为瘀青会自行慢慢吸收、消退。若48小时后还没有消退，可以进行热敷：用热毛巾湿敷瘀青部位，3~5分钟更换一次敷布，持续15~20分钟，每日2次，水温为50℃左右，以不烫手为宜。使用水胶体敷料粘贴在瘀青部位，也有助于瘀青的消散。

第十一章

了解外周静脉留置针输液

　　上一章我们介绍了一次性静脉输液钢针输液，本章我们就介绍一款受病人和护士青睐的输液工具——外周静脉留置针，简称"留置针"，也叫作"套管针"。如果害怕反复打针输液，担心输液时一次性静脉输液钢针刺破血管，本章介绍的留置针能解决一次性静脉输液钢针的这些不足。那么，什么情况下会使用留置针？它可以留置多久？携带留置针会影响正常生活吗？留置针留置期间病人需要注意些什么？本章将解决以上问题，对外周静脉留置针的使用与注意事项做出简洁的介绍，以增加人们对留置针的认识，掌握留置针使用注意事项，减少不良事件的发生。

1. 什么是外周静脉留置针?

　　外周静脉留置针虽然称为"针"，但并没有在血管内留下真正的"针"，它是由不锈钢针芯、软的外套管及塑料针座组成的一种输液工具。静脉穿刺时，通过不锈钢针芯将外套管引入血管后，再将不锈钢针芯撤离，只留一根软管在血管中，在血管外有个接口，连接输液管进行输液（图 37）。医务人员使用透明贴膜将外露的塑料针座固定，同时也便于观察穿刺点的情况。所以不用担心"针"会刺穿血管。

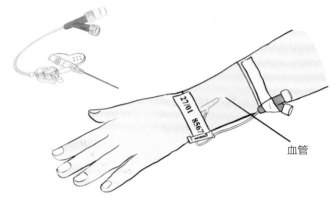

血管

图 37 外周静脉留置针

2. 哪些情况不宜使用外周静脉留置针输液?

外周静脉留置针这么方便,那所有病人都可以用吗?这是不行的,因为有些情况是不适宜使用的,比如一些强酸性和强碱性的药物、渗透性高的药物、刺激性强的药物等持续性静脉输注。还有输液时间超过 6 日的静脉治疗也最好不使用留置针。

3. 外周静脉留置针可以用多长时间?

在正常情况下,目前外周静脉留置针留置时间建议为 72~96 小时,如果出现针眼处红肿、发热、疼痛、针管堵塞等并发症,需要立即拔除,所以在规定的时间范围内,外周静脉留置针管理得越好留置时间越长。

4. 外周静脉留置针与中线导管有哪些不一样?

中线导管是一根长度比外周静脉留置针长,比 PICC 短的输液导管。通常经手臂的静脉（贵要静脉、头静脉、肱静脉）穿刺置入，也可以经颈静脉置入，儿童还可以选择大腿静脉置入。

留置针与中线导管的主要区别：首先是导管长度不一样，留置针通常长度 2~3 cm，中线导管 20~30 cm；其次是导管前端位置不一样，留置针前端距离穿刺点 2~3 cm，中线导管前端位于腋静脉靠近胸部的部分（腋静脉胸段），长的可到达锁骨（锁骨下静脉）；再就是留置时间不一样，留置针通常留置 72~96 小时，中线导管在无不适的情况下，一般可以使用 1~4 周。

留置针与中线导管主要共同点是：都属于外周静脉导管，都不能持续输注发疱性药物、肠外营养液，或者强酸强碱和高渗透压的液体。

中线导管留置期间，导管的维护、并发症、注意事项及日常生活的护理同 PICC。

5. 外周静脉留置针与迷你中线导管有哪些不一样？

迷你中线导管和上面提到的中线导管统称中等长度导管。迷你中线导管长度为 8~10 cm，比留置针长（留置针长度 2~3 cm），医务人员也把迷你中线导管称长外周导管。可放置在手的浅静脉、前臂或者上臂中段等部位的静脉内。

6. 为什么通常使用透明贴膜固定外周静脉留置针？

外周静脉留置针的固定主要使用透明贴膜，它不但能有效固定外周静脉留置针，保护外周静脉留置针免受污染，还透明，方便观察穿刺点及周围的皮肤有无异常。

外周静脉留置针固定好后，病人要注意保持贴膜清洁、干燥、完整，如果发现上面有污渍、贴膜下出汗或洗澡进水、贴膜周边卷边、破损等情况，须告知医务人员更换。

7. 减少外周静脉留置针管的脱出有哪些小窍门?

使用外周静脉留置针减少了每日穿刺的痛苦，可是您是不是因害怕针管的脱出而缩手缩脚，不敢自由自在活动呢? 会不会因为担心穿衣服、睡觉、刷牙等日常活动拉扯到它，而导致外周静脉留置针的意外脱出呢? 不用顾虑，大家可采取以下小窍门来减少留置针脱出的发生（图38）:

（1）将有弹性的袜子前端剪去，做成保护套，将外周静脉留置针的外露部分和输液接头都用袜子套起来。

（2）现在市面上有专用的输液保护袖套，可以将外周静脉留置针的外露部分和输液接头都包裹在保护套内。

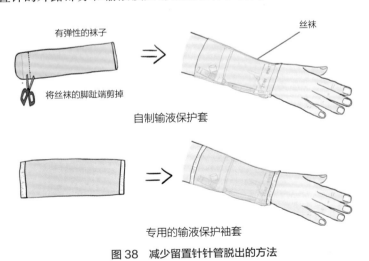

有弹性的袜子

丝袜

将丝袜的脚趾端剪掉

自制输液保护套

专用的输液保护袖套

图38　减少留置针针管脱出的方法

8. 使用外周静脉留置针输液期间需要观察哪些事项?

使用外周静脉留置针输液期间病人及家属需要观察有无以下情况发生,以便及时通知护士进行处理:

(1)穿刺部位有无血液、脓液或其他液体流出,穿刺部位周围皮肤有无皮疹、红斑等不适。

(2)针管有无滑脱移动,延长管内有无回血,接头有无松动等。

(3)有拇指夹的外周静脉留置针还需观察拇指夹有无夹闭。

9. 外周静脉留置针为什么会"回血"?

使用外周静脉留置针间隙期有时可看到外周静脉留置针管内有回血,少量回血属正常现象,不必太紧张,一般情况下不会影响外周静脉留置针的正常使用。如果回血较多,应告知护士进行处理。

"回血"常见原因有以下几点:外周静脉留置针侧手臂长时间下垂,睡觉时外周静脉留置针侧手臂受压,提重物、剧烈活动等。因此在外周静脉留置针使用的间隙期,不宜长时间下垂,睡觉时取平卧位或对侧卧位,避免置入外周静脉留置针侧肢体受压、提重物及剧烈活动等,以防止血液反流进入外周静脉留置针中而造成针管堵塞。

10. 外周静脉留置针留置期间穿什么样的衣服合适?

因为外周静脉留置针一般留置在前臂及手背等位置,所以外周静脉留置针留置期间建议穿宽松棉质衣服，衣袖及袖扣不宜过紧，以免影响血液循环。尽量穿前面开扣的衣服，便于穿脱。

11. 怎样穿脱衣服可以更好地保护外周静脉留置针？

当手臂上置入外周静脉留置针时，以携带外周静脉留置针的手臂为参照标准，穿脱衣服需要按照一定的顺序进行：该手臂需先穿后脱，也就是说，穿衣服时先穿有外周静脉留置针的手臂，脱衣服时后脱有外周静脉留置针的手臂（图 39）。这样就可以防止穿脱衣服时拉扯外周静脉留置针导致其脱出血管。

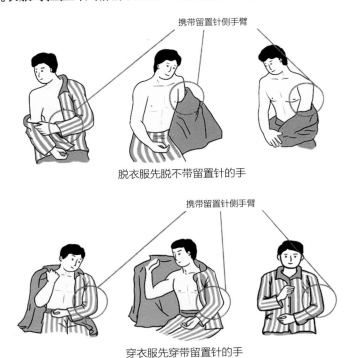

图 39　携带留置针期间穿脱衣服的方法

12. 携带外周静脉留置针怎样刷牙？

当外周静脉留置针置入在手背时，尽量不要使用该侧手刷牙，以防止外周静脉留置针回血，以及漱口水污染固定外周静脉留置针的贴膜和外露部分。推荐使用无外周静脉留置针的手拿牙刷，将水杯放在洗漱台上，刷好牙后，再用无外周静脉留置针的手端水杯漱口。

13. 携带外周静脉留置针怎样洗脸？

手背置入外周静脉留置针的病人洗脸时最重要的是避免水浸湿贴膜，导致贴膜潮湿、松脱。可以在洗脸前戴上一次性手套，并在手套的开口处用胶布固定。在拧毛巾时始终保持携带外周静脉留置针的手在上方或使用未携带外周静脉留置针的手单手拧毛巾，保持毛巾干湿适中，以不滴水为宜。洗完脸后取下手套，检查固定外周静脉留置针的贴膜有无进水、松脱，如进水、松脱要马上告诉护士处理。

如果外周静脉留置针位于前臂，则注意洗脸时外周静脉留置针的部位要高于手掌的位置，避免水倒流到外周静脉留置针的部位，弄湿贴膜、外露部分及接头。洗脸完毕后，检查固定外周静脉留置针的贴膜有无进水、松脱，如进水、松脱要马上告诉护士处理（图40）。

留置针位于手背

留置针位于前臂

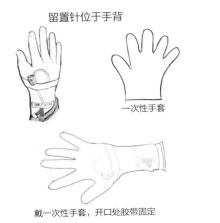

一次性手套

戴一次性手套，开口处胶带固定

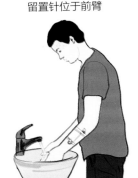

洗脸时留置针部位高于手掌

图40　携带留置针洗脸的方法

14. 携带外周静脉留置针怎样洗澡?

携带外周静脉留置针是可以淋浴的，但与洗脸一样要格外注意防水。可在淋浴前请家属协助在外周静脉留置针外包裹两层保鲜膜，并将淋浴喷头调整至较低的位置，用携带外周静脉留置针的手抓住淋浴喷头的柄，保证喷头的水不会淋到固定外周静脉留置针的贴膜和外露部分，另一只手完成洗澡过程。如果有人协助洗澡则只需注意不要淋湿固定外周静脉留置针的贴膜和外露部分即可。如不慎将贴膜淋湿也不要惊慌，马上告知护士更换贴膜就可以了。

15. 携带外周静脉留置针睡觉时有哪些注意事项?

手背上或手臂上携带外周静脉留置针睡觉时应尽量选择平卧或对侧卧位（侧向没有外周静脉留置针的那边）。睡觉前检查外周静脉留置针贴膜是否固定稳当，如贴膜有松动立即告知护士进行妥善固定。每日早晨醒来，首先要检查外周静脉留置针管内是否有回血，贴膜是否松动，针管是否脱出，发现异常要及时告知护士处理。

16. 携带外周静脉留置针可进行的日常活动有哪些?

输液结束后，携带外周静脉留置针的肢体可进行日常轻度活动，洗手、吃饭、如厕、散步、写字、做简单家务等都是可以的，但要注意活动幅度不宜过大，不能做剧烈运动，如提重物、打球等，以免针管内回血及贴膜松脱，导致针管堵塞及脱出血管外。

17. 携带外周静脉留置针的手如何进行功能锻炼?

输液完毕，携带外周静脉留置针的手可适度地握拳、松拳以促进血液循环，减少静脉炎、静脉血栓等并发症的发生。握拳时手要抬起，让外周静脉留置针高于心脏的位置，以免造成血液倒流到外周静脉留置针，引起堵管。对于身体虚弱的病人，家属可以轻轻按摩携带外周静脉留置针的肢体末端，比如手背、手指等部位，以促进血液循环。

18. 携带外周静脉留置针回家后意外脱出怎么办?

携带外周静脉留置针回家时，应在家里配备无菌棉签。居家期间，如果外周静脉留置针意外脱落，立即使用无菌棉签顺着血管走向按压3~5分钟，直至穿刺部位没有血液溢出。出血停止后再使用符合要求的消毒剂对穿刺点进行局部消毒。如果脱出来的外周静脉留置针软管不完整，或怀疑有软管留在体内则立即到医院处理。

19. 在下肢使用外周静脉留置针输液，要特别注意哪些事项？

一般情况下，尽量避免选择下肢输液。特殊情况需要在下肢使用外周静脉留置针时，要注意以下几点：

（1）将下肢抬高 20°~30°，以促进血液循环，减少药物在下肢停留时间，减少药物对血管内膜的刺激。

（2）注意观察下肢有无静脉炎和（或）静脉血栓的症状，比如穿刺点周围有无红肿热痛，下肢是否感觉沉重，皮肤有无绷紧感、颜色有无异常，关节有无肿胀、疼痛及活动是否受限等异常情况，发现异常及时告诉医务人员。

20. 儿童使用外周静脉留置针过程中的"四不要"指的是什么？

儿童因为活泼好动、好奇心强的特点，容易引起外周静脉留置针及接头松动脱出。携带外周静脉留置针期间做到"四不要"

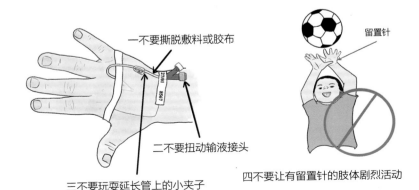

一不要撕脱敷料或胶布

留置针

二不要扭动输液接头

三不要玩耍延长管上的小夹子

四不要让有留置针的肢体剧烈活动

图 41　儿童使用留置针过程中的"四不要"

可避免上述现象发生（图41）。

一不要：不要撕脱敷料或胶布。

二不要：不要扭动外周静脉留置针尾端的接头，避免接头脱落。

三不要：不要玩耍延长管上的小夹子。

四不要：不要让有外周静脉留置针的肢体剧烈活动。

21. 儿童使用外周静脉留置针过程中如何避免牵扯压迫？

因儿童静脉解剖的特点，外周静脉留置针穿刺可选择的血管及部位比成人多，外周静脉留置针留置的部位不同，防止牵拉压迫的注意要点也不尽相同。

（1）当外周静脉留置针留置在头部时，给儿童哺乳和儿童睡觉时要将头偏向没有外周静脉留置针的一侧，不输液期间可戴帽子以保护留置针不被牵扯。

（2）当外周静脉留置针留置在下肢时，抱儿童应将手放在其两腿间，将脚分开。

（3）当外周静脉留置针留置在脚上，暂不使用时，可用清洁、宽松的袜子套住，减少意外牵扯脱落。

儿童整个外周静脉留置针使用过程中，家长都要认真看护，保持正常的固定状态，避免儿童随意拉扯外周静脉留置针。

22. 怎样保持儿童外周静脉留置针敷料干燥？

为了保证儿童外周静脉留置针的正常使用，对于年幼的儿童，家长帮助其洗脸、洗澡，洗澡前用保鲜膜包裹好留置针及贴膜，洗澡时尽量不让水淋到保鲜膜上。平时注意保持敷料干燥，不要弄脏敷料及周围皮肤，以免需要清洗，从而增加进水的机会。若不小心弄湿敷料，需要及时告知医务人员处理。

23. 儿童外周静脉留置针的固定要特别注意哪些事项？

儿童生性好动，活动后容易出汗，依从性差，还可能自己拉扯外周静脉留置针或接头，所以外周静脉留置针的固定需要更加牢固。除了本章"7.减少外周静脉留置针管的脱出有哪些小窍门？"中介绍的方法外，医院或家长也可制作专用的具有儿童喜欢的卡通图案护套，在加强固定的同时增加童趣，让儿童更好地配合保护外周静脉留置针。

24. 儿童携带外周静脉留置针回家后日常活动要注意哪些事项？

为减少留置针的脱出及并发症的发生，应注意以下几点：

（1）妥善固定：家长要注意看护外周静脉留置针，保持正常的固定状态，留置在脚上不使用时，可用清洁袜子套住，留置在头上不使用时可戴帽子保护，避免儿童随意扭曲或牵拉外周静脉留置针，造成外周静脉留置针断裂或脱落。

（2）维持正确姿势：外周静脉留置针留置在头部，给儿童哺乳及儿童睡觉时避免朝向外周静脉留置针侧；留置在下肢，抱儿童应一手放在其两腿间，将腿分开。

（3）"四不要"：见本章"20.儿童使用外周静脉留置针过程中的'四不要'指的是什么？"相关内容。

（4）注意观察：家长注意观察儿童穿刺点周围的皮肤有无发红，穿刺点有无渗液、渗血等异常情况。发现异常情况及时去医院处理。

25. 外周静脉留置针拔针有哪些注意事项？

外周静脉留置针拔针与一次性静脉输液钢针拔针的原理相同，具体内容可参见第十章"8. 一次性静脉输液钢针拔除后有哪些注意事项？"。

第十二章

了解 PICC 输液

前面两章为大家介绍了两种常见的输液工具，一种是"即用即丢"的一次性静脉输液钢针，另一种是使用时间通常为 3~4 日的留置针。本章为大家介绍一种使用时间可达 1 年的输液工具——PICC。生活中有些人群需要进行长期的静脉治疗，比如无法进食的人群需要通过静脉长期输注营养制剂，肿瘤患者需要周期性进行静脉化疗等，PICC 的出现让这些患者的输液难题得到解决。PICC 长什么样子？是怎么穿刺怎么输液的呢？为了让更多的人了解 PICC，本章将从 PICC 的定义、用途、置入、维护、拔除等方面进行介绍。

1. PICC 的中文名称是什么？

PICC 的英文全称是 peripherally inserted central venous catheter，中文全称是经外周静脉穿刺的中心静脉导管。它是一根可以在体内保留较长时间（一般半年到一年时间）的输液导管（图 42）。该导管从人体的外周静脉置入血管后，在人体的血管内前行，最后导管前端（即体内部分的前端）留在了心脏上方的上腔静脉或者下腔静脉（经下肢穿刺置入）内，尾端（即体外部位）可以在手臂/颈部/大腿上看到导管的外露部分，医务人员就是通过外露部分的接头进行静脉治疗。

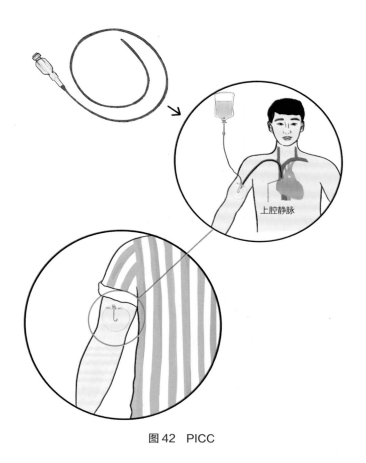

上腔静脉

图 42　PICC

2. PICC 有哪些优势?

PICC 具有以下优势:

（1）减轻反复静脉穿刺带来的痛苦:由于 PICC 留置时间长, 病人静脉治疗时不需要反复静脉穿刺。

（2）保护外周血管:PICC 的前端位于离心脏很近的大血管 里,此处血流量丰富,血流速度快,药物很快被稀释,因而减少 了对血管的损伤,而且可以输注各种性质的药物。

（3）其他：并发症少，日常活动基本不受影响。

3. PICC 有哪些类型？

PICC 根据其功能、管腔数量、置入方式、前端设计的不同分为多种类型，名称也不一样。医务人员会根据病人具体情况和治疗需要选择适宜的导管。

（1）按功能分类：可分为普通型和耐高压型。普通型 PICC 由硅胶类材料制成，可用于药物的静脉治疗。耐高压型 PICC 由聚氨酯制成，相比普通型 PICC，它可以耐受更大的输液压力，除了可完成静脉治疗外，当病人需要进行增强 CT、增强磁共振等检查时，可以使用耐高压 PICC 高压注射对比剂。那么，在外观上普通 PICC 与耐高压 PICC 有什么区别吗？一般耐高压 PICC 为紫色，并且留在体外的导管外露部分标有 "Power PICC" 或 "5 mL/sec" 的字样。

（2）按管腔数量分类：分为单腔和多腔，可根据治疗需要进行选择。只需要一条静脉通道输液的可选择单腔 PICC。大多数人输液只需要一条静脉通路，所以临床上常见的就是单腔 PICC。

有些特殊情况，比如大手术、病情危重需要抢救时以及需要大量输液和输入药物种类很多时，一条静脉通路无法满足治疗，需要两条及两条以上静脉输液通路，就要选择双腔或者三腔 PICC。

（3）按照置入方式分类：分为普通 PICC 和隧道式 PICC。普通 PICC 和隧道式 PICC 的区别主要在于导管在皮下组织的走行距离不一样。

普通 PICC 置入时从皮肤直接穿过皮下组织抵达血管，而隧道式 PICC 置入皮肤后，在皮下组织里沿着与皮肤平行的方向走一段距离再进入血管。打个比如，如果我们把人体的皮肤看成河堤，皮下组织是河岸，血管当作一条河流。普通 PICC 是不绕弯，从河堤走直线到达河流里；隧道式 PICC 则是从河堤到达河岸后，在河岸上走一段距离，再进入河流。

两种方法置入的 PICC 前端位置都一样，都在位于离心脏很近的大血管里，只是隧道式 PICC 被皮下组织包裹的距离更长。

（4）按照前端设计分类：分为三向瓣膜式 PICC 和前端开口式PICC。

三向瓣膜式 PICC 前端的侧面有一个瓣膜，这个瓣膜类似一扇门。当连接注射器用力抽吸，瓣膜向 PICC 内打开，血液可以通过瓣膜进入导管，注射器可以抽到血。当输液时，由于有大气压与液体静压的作用，瓣膜向 PICC 外（往血管）方向打开，药液可以通过瓣膜进入血管完成输液；在没有外力的情况下，瓣膜处于关闭状态，PICC 内外是不相通的。可以降低血液反流、空气栓塞和血栓形成的风险；同时三向瓣膜的前端是圆形封闭的导管头，可有效避免 PICC 前端对血管内膜的损伤。

前端开口式 PICC 顾名思义就是前端没有瓣膜这扇门，前端开口直接与血液接触，可通过 PICC 抽血和输液，不使用 PICC 时前端也未关闭。所以每次使用后及维护时，要做好冲封管，来防止血液反流造成堵管。

4. PICC 的用途有哪些？

PICC 可用于输注各种药液，比如一些强酸性和强碱性的药物、渗透压高的药物、刺激性强的药物等，也可经 PICC 向体内输入血液及血液制品。总之，PICC 可输注任何性质的液体及药物，是一条"万能"的输送通道。

另外，还可通过 PICC 抽静脉血进行各种实验室检查，解决血管条件差的病人抽血难的问题。

5. PICC 是如何置入体内的？

PICC 置入体内有多种方法，这些方法是随着医疗技术和设备的发展而不断进步、不断优化的。不过基本原则一致。首先在一侧肢体选择一根可穿刺的外周血管，然后采用专用的穿刺针穿刺血管，穿刺血管成功后通过专用的导管鞘扩大穿刺时形成的血管通道，然后将导管经导管鞘送入体内血管，直至导管前端到达准确的位置，然后再固定导管的外露部分。

6. PICC 置入体内时会疼吗？

很多人担心 PICC 置入时会很疼，其实 PICC 置入时的疼痛程度类似普通的静脉穿刺。PICC 置入时的疼痛感来源于穿刺时针尖刺破皮肤的过程，相当于平时打针时的疼痛程度。后期的送管是在血管中进行，由于血管内膜没有痛觉神经，所以不会有疼痛感。在置入导管的过程中，送导管时如果出现疼痛，请及时告知操作的医务人员处理。

7. PICC 一般留置在哪个部位？

PICC 通常留置在手臂上，也有部分人由于病情或其他因素的影响，需要留置在颈部或大腿等其他部位。如上腔静脉综合征的病人，上腔静脉由于恶性肿瘤压迫和直接侵犯或血栓形成等原因，导致上腔静脉回流受阻，如果在上肢置入 PICC 输液，会加重上述受阻症状，所以宜选择下肢静脉穿刺置入 PICC。

8. PICC 适用于哪些病人？

PICC 的使用范围很广泛，只要输液时间大于 7 日都可以使用，特别适用于以下几种情况（图 43）：

（1）需要长期输液治疗的病人，比如细菌性心内膜炎的病人需要较长时间的抗感染治疗。

（2）需要输入腐蚀性、强刺激性药物的病人，如恶性肿瘤化疗病人。

（3）需要输注胃肠外营养制剂，补充机体营养的病人，比如不能进食或者严重营养不良的病人。

（4）外周静脉条件差，经外周静脉穿刺难度大，缺乏静脉输液通道的病人。比如长期反复经外周静脉穿刺输液的病人。

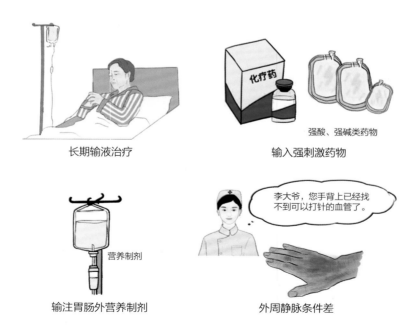

长期输液治疗   输入强刺激药物

输注胃肠外营养制剂   外周静脉条件差

图 43   适宜使用 PICC 的病人类型

9. 哪些情况下不适合置入 PICC？

以下几种情况不适合置入 PICC：

（1）腋窝淋巴结清扫手术侧：接受乳腺癌根治术及腋窝淋巴结清扫术后，不适合选择患侧肢体置入 PICC，应选择另一侧手臂置入。当然如果只是行乳腺肿块切除术，未进行腋窝淋巴结清扫术的手臂是可以置入 PICC 的。

（2）穿刺部位感染：如果准备穿刺的部位存在感染是不能置入 PICC 的，因为 PICC 置入过程中有可能将感染部位的细菌带入人体组织及血液循环，造成局部或全身血流感染。

（3）严重凝血功能障碍：PICC 是经过人体的皮肤、皮下组织，再进入血管。人体有严重的凝血功能障碍时，穿刺点渗血时间延长，渗血量增加。影响穿刺点的愈合，还会增加感染的概率。

（4）上腔静脉综合征：上腔静脉综合征是由各种疾病引起，致使上腔静脉进入右心房这条"路"发生完全或不完全性堵塞，使血液回流受阻。经上肢置入 PICC 可能会引起送管困难。即使导管有时候能送入上腔静脉也会使血液回流受阻加重。所以不适宜在上肢置入 PICC，可选择在下肢置入 PICC。

（5）其他特殊情况：置管时，导管需要通过的区域如果做过放疗、发生过血栓、做过血管手术，或者有外伤史，均会影响导管的置入，增加静脉血栓、感染等并发症的发生概率，都不适合置入 PICC。

10. PICC 置入前需抽血检查哪些项目？

PICC 置入前需要抽血查血常规、凝血功能、D-二聚体等血液指标。抽血前不需要空腹，抽血量也不多，对身体无影响。抽血过程中若出现头昏、心慌等晕针现象，应立即告诉医务人员，抽血后需要按压穿刺点 3~5 分钟，直到不出血为止。

11. PICC 置入前为什么需要签知情同意书？

PICC 置入属于侵入性的有创操作，在导管置入和留置期间也可能会导致穿刺点渗血、静脉炎、血栓形成等不良后果，在置入和带管过程中需要得到病人和家属的理解与配合，所以 PICC 置入前需要签署知情同意书。

12. PICC 置入前需要洗澡吗？

PICC 置入前需要洗澡。人体皮肤及汗毛上有一些微生物，洗澡除了去除污垢清洁皮肤，还可以清除部分微生物，避免污垢、微生物经穿刺针带入血管内。不能洗澡的人可用毛巾蘸肥皂水或沐浴液反复清洗置管部位及周边皮肤，保持皮肤清洁，但注意不要弄破皮肤。冬季洗澡或者清洗时间不宜过长，以防受凉感冒。

13. PICC 置入前对着装有哪些要求？

PICC 置入前要换上干净的衣服。上肢置管的人，建议穿前面有扣子或者拉链的开衫，住院病人可穿病号服。如果感觉冷，可在病号服上套外套或其他开衫。下肢置管的人有条件的话可以穿医院特制的一边腰上和腿上系带子的裤子，因为 PICC 置入操作时需充分暴露穿刺部位，这样既有利于达到皮肤消毒范围，又方便医务人员操作。

14. PICC 置入前可进食吗?

PICC 置入前可以照常进食,尽量避免在空腹状态下进行置入导管操作,以免因低血糖引发晕针等反应。但是如果因为疾病或治疗检查不能进食时,则需要遵守医务人员的要求。

15. 如何做好 PICC 置入前的心理准备?

临床上有一些病人因为不了解 PICC,听说要在静脉内放一根导管,就紧张害怕。而紧张、恐惧情绪会导致血管收缩,影响导管置入。其实在静脉内放置导管时病人一般不会有不适感,对置入导管紧张恐惧的病人可以在置入导管前向周围的病友了解操作过程及感受,也可通过听音乐、做深呼吸和家人聊天等方法来分散注意力,放松心情。总之置入导管前要放松情绪。

16. PICC 置入前有哪些情况要告诉医务人员?

PICC 置入前有如下情况要告知置入操作的医务人员,以便医务人员充分了解病情,根据病情选择最佳置入方式及穿刺部位。

(1)手臂和肩关节疼痛、麻木;做过手臂相关血管手术;腋窝淋巴结清扫术后;放疗后;手臂外伤;手臂、腋窝、锁骨下等部位有肿块。

(2)以前插过 PICC、CVC 和 PORT 等中心静脉导管。

(3)对乙醇、麻醉药物(如利多卡因)等过敏。

(4)正在服用抗凝药物。

(5)安装过心脏起搏器和血液透析管道。

17. PICC 置入过程中取什么样的体位?

PICC 置入常用平卧位。如有呼吸困难、脊椎疾患等不能平卧时,要告知置入导管操作的医务人员,医务人员会根据病情选择其他体位,如坐位、半坐卧位等。

18. PICC 置入过程中怎样配合医务人员?

为使 PICC 置入过程顺利,少不了病人的配合,病人主要从以下几个方面配合医务人员操作:

(1)手臂或下肢周径的测量配合:将长袖的衣袖挽起至肩部或脱掉衣袖,暴露双臂,让医务人员测量双手臂的周径;经下肢置入导管的病人则需脱下裤子,暴露双腿,让医务人员测量两条腿的大腿和小腿的周径。

(2)充分暴露穿刺部位:根据置入导管要求,医务人员确定好的穿刺部位,将穿刺侧的衣袖或裤子完全脱掉,充分暴露穿刺部位,以方便消毒及穿刺置管。

(3)保持固定的体位:无论是在消毒还是穿刺过程中,医务人员均会指导病人将肢体摆出固定的姿势以方便消毒或置管。体位摆好后,不能再随意移动,以免影响医务人员操作及污染无菌区域。

(4)听从指令完成特定动作:在 PICC 置入体内的过程中,为了让导管前端达到正确的位置,病人需要按照医务人员的指令,做偏头、抬头、深呼吸等有利于导管顺利置入最佳位置的动作。

19. PICC 置入过程中如何放松心情?

由于对环境和操作的陌生,置入导管过程中病人难免会产生紧张的情绪，这时候需要尽量放松。因为紧张会引起血管收缩，影响导管在血管内"走动"，使导管前端无法达到正确的位置。可尝试使用以下方法放松心情：听事先准备好的手机音乐；回忆生活中幸福快乐的时刻，如约会、婚礼的场景、儿童长大过程中的趣事、旅游时见过的美景、以往看过的搞笑视频等；也可以冥想，想象自己到达了一片绿色的草地，风轻轻地吹，旁边有鸟儿在歌唱，还有蝴蝶在自己身旁飞舞等；有宗教信仰的人可以将自己心仪的信物放在口袋里抚摸；在置入过程中主动与医务人员聊聊一些开心的事情，以分散注意力。

20. PICC 置入过程中出现哪些情况需要及时告知医务人员？

在 PICC 置入过程中，可能会出现一些突发情况，需要医务人员及时处理。那么，在置入过程中出现哪些情况需要及时报告呢？以下就是在 PICC 置入过程中需要及时告知医务人员的情况：

置入操作过程中想要咳嗽、打喷嚏。
置入导管手臂瘙痒。
置入导管手臂异常疼痛。
置入导管手臂手指麻木。
头晕眼花、想吐。
大汗淋漓或有其他不适时。

21. PICC 留在体内安全吗？

PICC 材料一般为硅胶或聚氨酯，弹性好，柔软，与人体组织相容性高，导管前端在体内的位置有一个固定的标准，导管置入体内后会通过 X 线来确认导管前端的位置，所以 PICC 留置在体内安全性高。但长期留置难免会有一些并发症，所以要严格按照医务人员的要求进行维护及观察，以减少并发症的发生。

22. PICC 在体内可以留置多长时间？

PICC 在体内留置时间可长达 1 年，具体留置时间还须根据产品说明书及导管在使用过程中有无并发症来决定。如果出现并发症，如部分病人对导管材质过敏，或出现严重感染、导管脱出等无法正常使用导管的情况，就需要提前拔出导管。所以 PICC 置入成功后需要按照要求好好保护导管，定时进行导管维护，避免治疗尚未完成而提前拔管。如果治疗已经完成，不再需要使用 PICC 输注药液，在经过医生同意后，便可以拔除。

23. 留置 PICC 生活方便吗？

PICC 是一根柔软的导管，因此留在体内对人们的日常活动没有太大影响，比如穿衣、洗脸、刷牙、吃饭、看书、读报等都不会影响到它的功能。但是要避免剧烈运动，比如跑步、打球、提重物等，因为剧烈运动会使胸腔压力增大，导致血液进入导管，引起导管堵塞；运动出汗会使固定导管的贴膜松脱，可能导致导管脱出等意外的发生。另外，如果是下肢留置 PICC 时，解大小便时注意保护好大腿部的导管，防止其被污染及牵扯。

24. PICC 置入后是否需要做特定的功能锻炼?

PICC 置入后,导管会在静脉腔内占据一定的空间,因此会影响该静脉血液流动的速度。如果血液流速太慢会导致血液局部瘀积,置入导管侧手臂或腿部会出现肿胀、疼痛。所以需要通过特定的肢体功能锻炼来促进手臂或腿部的血液流动,防止肿胀和血栓形成。

25. PICC 置入后特定的功能锻炼如何做?

握拳运动是上肢 PICC 置入后最简单有效的功能锻炼方法(图44)。置入导管侧手臂需多做握拳运动,其具体方法为:用力握拳,其力度以感觉到手臂肌肉绷紧为宜,然后保持 3 秒,再松开 3 秒,如此反复,早、中、晚、睡前各一次,每次至少连续做 5 分钟。如果有握力球,用球配合运动更好。身体虚弱和无法做此运动的人,可用枕头或其他物品将置入导管侧手臂抬高到高于心脏的位置,以促进静脉血回流心脏,防止手臂肿胀。

下肢 PICC 置入后最简单有效的功能锻炼方法是踝泵运动,其具体方法为:用力将足背往上勾,保持 3 秒,再用力往下踩,保持 3 秒,如此反复,早、中、晚、睡前各一次,每次至少连续做 5 分钟。身体虚弱和无法做此运动的人,可用枕头或其他物品将置入导管侧下肢整体抬高到高于心脏的位置,以促进静脉回流。

需要长期卧床的病人,医务人员还会指导病人在双下肢穿预防血栓的弹力袜,或者使用仪器,对下肢进行间歇充气加压,以促进血液循环,预防血栓。对于身体虚弱和无法自己活动的病人,家属可帮助病人做握拳运动(上肢置管)和踝泵运动(下肢置管)(图 45)。

握拳运动

握球运动

踝泵运动

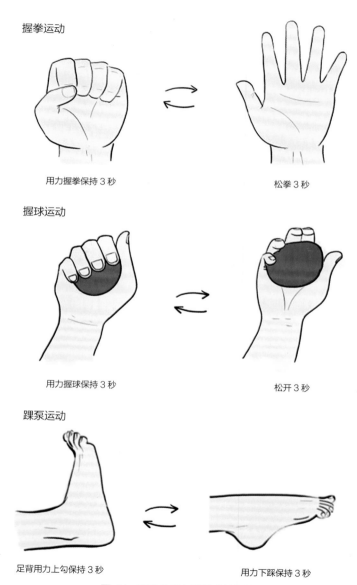

用力握拳保持3秒　　　　　松拳3秒

用力握球保持3秒　　　　　松开3秒

足背用力上勾保持3秒　　　　用力下踩保持3秒

图 44　PICC 置入后的功能锻炼

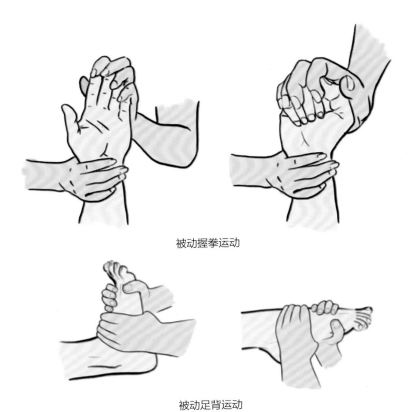

被动握拳运动

被动足背运动

图 45　PICC 置入后的被动运动

26. PICC 置入后早期活动有哪些注意事项？

　　PICC 置入完成后未置管侧肢体可以正常活动，置管侧肢体可以适当活动，但不能过度。肘关节下置管时 24 小时内尽量避免屈曲肘关节；下肢置管时，24 小时内尽量避免过度屈曲髋关节，以免加重伤口渗血。在置管 24 小时后，如果穿刺点出血还较多，需要暂缓用力活动。

27. PICC 置入后除了功能锻炼还可以做其他运动吗?

在身体状况允许的情况下,适当的运动可以提高人体免疫力,有益身心健康。PICC 置入后除了特定的功能锻炼,还可以进行适当的运动,如弹琴、散步。PICC 留置期间的运动是有一定要求的。比如,上肢 PICC 置入后手臂提东西的重量不能超过 5 kg。表 1 是 PICC 留置期间的运动建议,供大家参考。

表 1　PICC 留置期间的运动建议

可以做的运动	不可以做的运动
散步	甩手
快走	游泳
太极拳	打篮球
八段锦	踢足球
收腹运动	引体向上
抬腿运动	托举重物
踮脚运动	打羽毛球
运动幅度小、出汗少的其他运动	出汗较多的其他运动

28. 上肢 PICC 置入后可以做家务活吗?

上肢 PICC 置入后可以适当做一些家务,如扫地、煮饭、洗碗、清洗内衣等,这些活动可以促进血液循环,减少静脉炎及静脉血栓的发生。但要尽量避免拖地等肩部频繁来回活动的动作,以免牵扯导管。

29. 留置 PICC 侧的上肢可以测量血压吗?

留置 PICC 侧的上臂是不可以测量血压的。因为测血压时往血压计袖带充气时对血管和导管有挤压，阻碍血液循环，可导致穿刺点渗血、导管堵塞或血管受损。可以选择另一侧手臂测量血压。如果遇到特殊情况，如另一侧手偏瘫、肿胀、肌肉萎缩等，可以选择留置 PICC 侧的手腕，用电子血压计测量腕部血压，或者测量下肢血压。

30. PICC 置入后穿什么样的衣服合适?

PICC 置入的人宜穿棉质面料的宽松衣服。

上肢置入导管的人最好穿前方有扣子或者有拉链的开衫，且袖口要宽大，开衫的里面搭一件短袖。前方有扣子或者有拉链的开衫会方便 PICC 维护；袖口宽松的衣服方便穿脱，可以避免穿脱衣服时挂住导管外露部分，引起导管的脱出，还不会影响手臂的血液循环；开衫的里面配短袖，脱掉开衫就可以进行 PICC 维护了，且病人不容易受凉。

下肢置入导管的人可以自制腿上系带或上拉链的裤子，方便穿脱。

31. 使用 PICC 输液时，衣服变身小妙招有哪些?

为方便输液，应穿衣袖或裤腿宽大的衣服，衣袖或裤腿过小不方便输液时连接 PICC，同时影响手臂或下肢的血液循环，也易导致导管外露部分及输液管打折。很多人会发现每次输液或者维护时穿脱衣服很不方便，尤其在大冬天的时候，脱掉衣服就可能着凉。下面我们就介绍 3 个小妙招，看看衣服如何变身 PICC 专用服（图 46）。

　　妙招一：开窗法。穿上衣服或裤子，用笔或其他方法标记好导管接头和外露部分对应在衣裤上的位置。脱下衣服或者裤子，然后用剪刀将相应的位置剪出一个小窗口。此方法适合贴身衣物的改造。

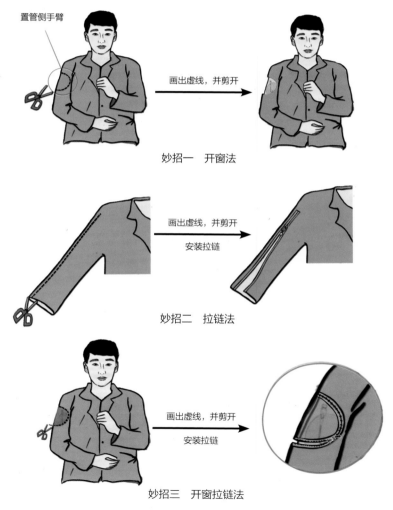

妙招一　开窗法

妙招二　拉链法

妙招三　开窗拉链法

图46　衣服变身小妙招

妙招二：拉链法。找专业的裁缝改造（心灵手巧的也可以自己尝试）。上肢置入导管者把衣袖的外侧或内侧全部剪开，再装上拉链。拉链拉上时不影响穿着的美观，拉链打开时可以充分暴露导管的外露部分。

下肢置入导管者在置管侧的裤腿内侧上一条长拉链。这样可以方便医务人员输液和维护等操作。此方法适合裤腿缝线的贴身裤子和罩裤等的改造。此处的拉链也可改为魔力贴或纽扣。

妙招三：开窗拉链法。大家也可以综合以上两种方法，在导管外露部分相对应的衣裤上剪一小口，然后再用拉链或魔力贴将小口还原。

32. 留置 PICC 后穿脱衣服有哪些注意事项？

留置 PICC 后要记住这个原则：穿衣裤时，先穿置管侧衣袖或裤腿，再穿对侧的；脱衣裤时，先脱对侧衣袖或裤腿，后脱置管侧的。若因病情不能配合正常穿脱衣裤，为防止穿脱衣裤时将导管带出，可用清洁丝袜剪掉前端，做成护套，或者用专用的 PICC 保护套固定导管。

33. 洗澡时怎样保护 PICC？

置入 PICC 后是可以洗澡的，但是建议采用淋浴的方式，不要泡澡和蒸桑拿。因为 PICC 贴膜的地方是不能弄湿的，贴膜下如果进水既会增加感染的风险，又会导致贴膜松动，致使导管脱出。下面介绍洗澡时保护 PICC 的两种方法（图 47）。

方法一：保鲜膜包裹法。

淋浴前用保鲜膜包裹贴膜处 3 圈，保鲜膜上下边缘要超过透明贴膜边缘至少 10 cm，然后用胶布固定好保鲜膜上下边缘。包扎保鲜膜时应松紧适度，太紧影响血液循环，太松水容易浸湿透明贴膜。淋浴时需将置管侧手臂外展 90°，不能用水正对置管处冲洗。淋浴后尽快用干毛巾擦干局部并检查贴膜，若有潮湿及时找护士更换。

方法二：专用防水护套法。

购买 PICC 专用防水护套替代保鲜膜，防水保护套一般为硅胶材质做成，有弹性，可以直接套在 PICC 外露部位，完全覆盖 PICC 和贴膜，省去了包扎保鲜膜的烦琐过程。淋浴结束后取下防水护套，清水洗净后晾干，能重复多次使用。

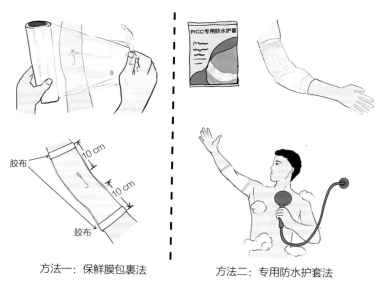

方法一：保鲜膜包裹法　　方法二：专用防水护套法

图 47　洗澡时保护 PICC 的方法

34. 睡觉时，留置 PICC 的肢体有哪些注意事项？

睡觉前检查 PICC 是否妥善固定，若有贴膜卷边、松脱现象要立即告诉护士。

　　建议上肢留置 PICC 的病人穿长袖衣睡觉，以免睡觉过程中拉被子不小心将导管拉出体外。

　　注意睡觉的姿势，不要将置管手臂当枕头垫或长时间采取置管侧侧卧的睡姿，以免挤压置管侧手臂，影响血液循环，导致手臂肿胀及血栓的发生。另外，起床时人们常喜欢做"伸懒腰"的动作，如果上肢留置 PICC，双手上举的"伸懒腰"动作可能会导致导管前端的位置发生变化，所以尽量不要做这个动作。

35. 上肢留置 PICC 期间能使用拐杖吗?

　　使用手杖对留置 PICC 没有影响。若您有使用腋杖的需求时，需要在置管前与医务人员沟通。如果是单拐，医务人员会选择另一侧手臂进行置管，如果需要拄双拐时，医务人员可选择在肘窝上置管，还会指导您正确使用拐杖。当然，这种情形下还可以选择植入输液港。

　　使用腋杖前先调整好拐杖的高度：取站立位，将腋杖放在腋下，腋托低于腋窝两横指（3~4 cm），最简单的方法是用身高减去41 cm。使用过高的拐杖，身体会通过腋窝压在拐杖上来支撑体重，容易造成腋窝软组织、局部神经和血管的损伤。拐杖太短，会加重腰部肌肉的负担，还会增加上下楼梯的难度。

　　腋杖的手握柄高度为双臂自然下垂时与手腕横纹平齐。拄拐行走时，肘关节适当弯曲，手的位置和小臂在一条直线上，手腕不上抬，也不压腕，握紧拐杖的手握柄，用手臂的力量支撑身体，而不是将身体的重量压在拐杖上，这样就可以避免压迫导管、血管及神经了。

　　所以，留置 PICC 后只要方法得当，是可以使用拐杖的。

36. 留置 PICC 的手可以使用手机吗？

使用手机办公、娱乐已经成为现代人生活的重要组成部分，那么置管侧的手可以用手机吗？答案是肯定的。但要注意，手机的位置不能放得太低，在床上看手机时最好在床上安装一个支架，把手机放在支架上，以免手臂长时间下垂，引起手臂肿胀。每次看手机的时间不能太长，以免胳膊长时间处于紧张状态，引起酸痛。使用手机时还要注意观察置管侧手臂皮肤有无绷紧感和肿胀，如果发现异常，应放下手机，把手臂抬高，肩膀充分放松，改善血液循环。

37. 使用 PICC 输液时的日常活动有哪些注意事项？

使用 PICC 输液时要注意以下几点：

（1）PICC 留置在上肢，洗脸、梳头、吃饭、读写等活动时，要考虑到对输液速度的影响，活动时间不宜太长，发现输液速度改变时应请医务人员重新调整输液速度。

（2）PICC 留置在下肢，洗脸、梳头、吃饭、读写等活动不受影响，但长期卧床会影响下肢的血流速度，所以卧床时需要按照医务人员的指导坚持踝泵运动。

38. 使用 PICC 输液时对体位有要求吗？

为确保输液顺利进行，使用 PICC 输液时如果不活动，应将留置侧肢体摆放妥当，避免挤压导管。PICC 留置的部位不同，对体位的要求也不一样。

PICC 留置在肘窝下面：肘关节不要过度弯曲，不能往置管侧侧卧，不要将输液的肢体长时间下垂，以免影响静脉血液回流到心脏。

PICC 留置在肘窝上面：肘关节可以自由活动，但不能往置管侧侧卧，不要将输液的肢体长时间下垂，以免影响静脉血液回流到心脏。

PICC 留置在颈部：输液时不要往置管侧偏头、侧卧，以免影响输液速度。

PICC 留置在下肢：宜平卧输液，并把置管侧下肢适度抬高，促进下肢血液回流到心脏。

39. PICC 维护包括哪些项目？

PICC 需要定期维护，具体维护项目有哪些呢？一般来说，包括以下三项：

（1）更换透明贴膜：先将原贴膜撕掉，再对贴膜下皮肤及导管进行消毒，等皮肤干燥后贴上新的贴膜。

（2）更换输液接头：将原来的输液接头取下，对导管的螺纹口进行消毒后待干，再换上新的输液接头。

（3）对导管进行冲洗：通常使用生理盐水对导管进行冲洗封管，防止导管堵塞。

40. PICC 多长时间维护一次？

PICC 治疗间歇期间通常至少 7 日维护一次，特殊情况区别对待。

（1）透明贴膜更换时间：固定 PICC 的无菌透明贴膜在置管后

第一个 24~48 小时内更换，以后至少 7 日更换一次。一旦出现贴膜松动、潮湿、卷边、出汗多及穿刺点渗液、渗血时，应及时更换。如果使用的是纱布敷料，至少 48 小时更换一次。特殊情况医务人员会特别叮嘱。

（2）输液接头更换时间：输液接头至少每 7 日更换一次，发现有血迹或其他污染，请立即告诉医务人员进行处理；经接头抽血、输血后或任何情况取下接头后均应及时更换。

（3）导管冲洗时间：为保证导管通畅，每次静脉输液前后均会及时冲洗导管。在治疗期间医务人员会根据用药和治疗情况进行冲洗。治疗间歇期间至少每 7 日冲洗一次，中途若发现导管内有血液应立即与医务人员联系，医务人员会根据具体情况做出相应的处理。

41. 携带 PICC 外出旅游时有哪些注意事项？

携带 PICC 对日常生活基本无影响，旅游、出差等远距离外出是完全可以的。不过，要记得随身携带 PICC 门诊维护手册、医用胶带、PICC 专用保护套，以备急用。

旅游过程中做好 PICC 的保护，可以使用 PICC 专用保护套固定遮盖导管，防止外力碰撞和摔跤损坏导管。注意 PICC 专用保护套的松紧度，以免压伤皮肤。还需经常检查 PICC 情况，发现异常，比如贴膜松脱，应用胶带把松脱的贴膜粘贴好，再去当地医院找医务人员处理。

42. 携带 PICC 参加社交活动时有哪些注意事项?

携带 PICC 期间如病情允许可以参加社交活动,但要做好PICC 外露部分的保护,可以使用 PICC 专用保护套固定导管,防止外力将导管拉出。

有隐私保护需求的病人可购买或自己制作具有装饰效果的保护套,如袖套、防晒冰袖等,套住 PICC 外露部分。

43. 携带 PICC 期间日常生活中有哪些注意事项?

携带 PICC 期间日常活动中有以下注意事项:

(1)注意保持居住环境的干净整洁,定时开窗通风,保持室内空气清新,避免增加感染的机会。

(2)在季节变化时,要适时增减衣服,注意防寒保暖,预防感冒。

(3)避免大量出汗,运动后出汗较多时,应及时洗澡,同时更换衣服。

(4)尽量不去人多聚集的地方,不和感冒的人待在一起,出门戴口罩。

(5)可适当运动,加强营养,提高机体免疫力。

(6)学会自我观察。

以下是携带 PICC 期间病人自我观察内容,供病人参考,以便及时发现异常情况,报告医务人员处理。

① 导管接头有无松动、脱落。

② 导管体外部分有无破损、漏液。

③ 导管体外部分长度有无变长或变短。

④ 导管内有无血液或血凝块。

⑤ 导管贴膜有无松动、卷边、潮湿、进水。

⑥ 贴膜下及周围皮肤有无红疹、瘙痒、水疱等皮炎症状。

⑦ 穿刺点有无渗血、渗液。

⑧ 穿刺点及周围皮肤有无发红、肿胀、发热、疼痛。

⑨ 置管侧肢体有无肿胀、疼痛、沉重感等症状。

44. PICC 接头出现异常状况怎么处理？

PICC 体外部分的前端有一个用于封闭导管、输液、抽血、冲管的接头，这个接头与导管的连接就像螺丝与螺帽一样是螺旋式连接的，有可能会出现松动、开裂或脱落等异常。

PICC 置入后需要每日检查接头。若在医院发现接头松动、开裂或脱落，应立即告知医务人员；若在回家后发现接头松动、开裂，应到正规的医院找专业的医务人员更换；如回家后发现接头脱落，应反折 PICC 的体外部分，固定后立即到医院进行处理。

45. PICC 破损漏液怎么处理？

PICC 正常情况下是完整的，但在使用过程中可因种种原因出现破损。PICC 体外部分破损时可能会出现破损处出血或漏液。出血很容易被病人自己觉察，而漏液一般都是在医院进行 PICC 维护或使用 PICC 输液时发现的，所以漏液时不用惊慌，医院的医务人员会根据 PICC 的种类进行处理：如果是外露部分可修剪的 PICC，可以将漏液的导管剪断，重新安装连接装置；如果外露部分不能修剪，那只能将 PICC 拔除，重新选择血管置入新的 PICC。

46. 怎样预防 PICC 破损?

预防 PICC 破损的措施有以下几点：

（1）注意保护置管侧的肢体，防止重力撞击留置导管的部位。

（2）不要在导管上贴胶带。

（3）不要让剪刀、刀片等利器接触导管。

（4）不要拉扯导管。

（5）如果导管是在肘关节及肘关节下置入的，要减少屈肘运动。

47. PICC 完全断裂如何处理?

PICC 断裂按照断裂的部位不同有体内断裂与体外断裂；按照断裂的程度不同有完全断裂和部分断裂。体内断裂，需要医院的检查手段才能判断。而 PICC 体外部分断裂病人及家属能通过肉眼判断。一旦发现手臂或下肢的 PICC 完全断裂了，先不要惊慌，立即将断裂的 PICC 靠近体内部分的前端用手按住或用贴膜等粘住，妥善固定好，千万不能让断裂的 PICC 滑入体内。

如果发现断裂的 PICC 已经完全滑入体内，用橡胶管或松紧带、鞋带、粗毛线等可绑扎的物品在上臂靠近腋窝处扎紧（下肢扎在大腿根部），避免断裂的 PICC 越滑越深进入心脏。

同时，尽量减少活动，立即请人护送到医院，请专业的医务人员进行下一步处理。

48. PICC 体外部分为什么突然不见了？

PICC 体外部分突然不见了有两种情况：一种情况是 PICC 完全从体内脱出，一般发生在睡觉期间；另一种情况是 PICC 断裂后，靠近穿刺点的部分已经完全进入体内，可能发生在睡觉期间或手臂剧烈活动后。

如果在医院突然发现留置的 PICC 不见了，应立即通知医务人员处理。

如果在家里发现 PICC 突然不见了，先检查贴膜。若贴膜不见了，大多为第一种情况。此时可先使用符合要求的消毒剂消毒穿刺点，再用纱布盖住穿刺点，胶带固定纱布，然后去寻找导管。注意病人先不要挪动身体，请家属或周围的人在身体四周寻找导管。如果找到 PICC，证明 PICC 已经脱出来。并请医务人员检查确定 PICC 是否完全脱出，以免部分残留体内。如果发现固定 PICC 的贴膜还在皮肤上，但贴膜上仅残留连接装置，四周又找不到 PICC，为第二种情况，必须按照上述 PICC 断裂滑入体内的情况处理。

49. 在医院外 PICC 贴膜松脱如何处理？

PICC 留置期间会覆盖透明贴膜，起到固定及保护的作用，还可防止导管移动和避免污染。

如果在医院外发现透明贴膜松脱了，建议用胶带把松脱的贴膜贴好。如果没有胶带，可以用纱绳或布带把贴膜固定好，保护好导管及穿刺点。同时，留置导管的肢体勿剧烈活动，马上到医院请医务人员进行消毒维护，更换贴膜。

50. PICC 贴膜下进水如何处理?

贴膜下进水一般发生在洗澡时。如果发现贴膜下有水,必须及时处理,不然会导致感染。处理方法:先撕脱少许贴膜,将贴膜下的水排出,再按上述贴膜松脱的方法处理。

51. PICC 部分脱出如何处理?

根据 PICC 脱出长度的不同,处理方法也有所区别。如 PICC 只脱出 1~2 cm,基本上不会影响使用;如 PICC 脱出太长,应遵照医务人员建议重新进行 PICC 前端定位,医务人员会根据 PICC 前端位置,决定后续的留置时间。

那么如何知道 PICC 脱出来了呢? PICC 上有刻度标记,只需要观察外露部分的刻度标记,就知道是否脱出。一般两个标记之间为 1 cm,置管后记住 PICC 外露长度,当发现外露长度增加,说明已部分脱出。

值得注意的是,已脱出的 PICC 不要再重新送回体内,以防止发生感染等不良反应。

52. 居家期间怎样预防 PICC 脱出?

病人出院后居家期间的活动量增加,做好以下几点可预防 PICC 脱出:

(1)固定好:妥善固定好 PICC 外露部分,必要时可以自己制作 PICC 保护套或者购买 PICC 专用保护套加强固定,具体制作与使用方法参照图 38。

(2)防松脱:保持室内温度适宜,减少出汗,防止贴膜松脱;

运动时间不宜过长，运动后应检查贴膜是否潮湿，若出现潮湿及时去医院更换。

（3）防牵扯：导管维护固定好后，要有保护意识，穿脱衣服时避免牵拉导管，更不要人为地对导管外露部分进行牵扯，增加导管脱出的概率。

53. PICC 外露部分缩进体内对身体有危害吗？

如果您发现 PICC 外露部分变少了，那就就是 PICC 缩进体内了。PICC 缩进体内后有可能进入心脏，进入心脏后部分人会有心慌、心悸等心前区不适。同时，PICC 外露部分缩进体内后有可能将致病菌带入到皮下组织及血管，引起感染。所以要及时去医院找医务人员进行处理，并妥善固定。

54. 怎样预防 PICC 外露部分缩进体内？

PICC 穿刺点靠近肘关节时，导管外露部分容易随着关节的活动缩进体内。所以应尽量避免在靠近肘关节的部位置管。如果导管已经留置在肘关节附近，可由医务人员在导管靠近穿刺点的位置安装导管固定翼来阻止导管回缩，病人尽量少做屈肘运动。

PICC 穿刺点渗血、渗液及贴膜内潮湿、气泡、水雾和周边松脱，也会使导管回缩，病人及家属若发现上述现象应及时让医务人员进行维护，对 PICC 重新固定。

55. PICC 回血该怎么处理？

导管回血通常会引起导管堵塞。肉眼判断 PICC 有无回血的方法是观察导管外露部分透明处是否变成暗红色或黑色。

发现导管回血，要尽快去找医务人员对导管进行冲洗，以免因血液在导管内凝固致导管堵塞。

56. 怎样预防 PICC 回血？

PICC 回血可由咳嗽、呕吐、用力排便、剧烈运动、提重物、憋气，或者导管位置异常等原因导致，在 PICC 留置期间及时处理好容易引起回血的各种情况，可有效预防导管回血（图 48）。

（1）注意保暖：天冷适时添加衣物，外出最好戴帽子、系围巾，并选择穿厚裤子和厚袜子等，可预防感冒引起的剧烈咳嗽。

（2）特殊情况及时冲管：剧烈咳嗽和呕吐时及时告知医务人员，医务人员会根据病情使用止咳、止呕药物，并及时冲洗导管，做完需要憋气的检查后也要及时冲洗导管。

（3）预防便秘：多进食蔬菜、水果等膳食纤维丰富的食物，预防用力排便引起的 PICC 堵管。

（4）避免导致胸腔内压力改变的因素：如剧烈活动、提举重物、引体向上、憋气等都会改变胸腔内压力，引起导管回血。

（5）妥善固定：将导管固定好，防止松脱，避免因导管部分脱出引起的回血。

（6）抗凝药封管：必要时医务人员会根据病人病情使用抗凝药物（肝素钠溶液）封管，防止导管回血堵管。

57. PICC 堵塞了该怎么处理？

PICC 堵塞一般都是在医院进行 PICC 维护或使用 PICC 输液时发现的。表现为液体滴注缓慢或推注困难，甚至液体完全不滴或

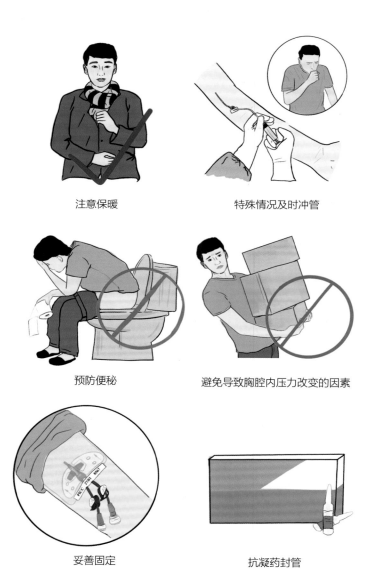

注意保暖　　　　　　　　　　　特殊情况及时冲管

预防便秘　　　　　　　　　避免导致胸腔内压力改变的因素

妥善固定　　　　　　　　　　　抗凝药封管

图 48　预防 PICC 回血的方法

完全不能推注。

医务人员会分析导管堵塞的原因，并进行相应的处理，比如因血栓引起的堵管，可使用尿激酶溶液进行导管血栓溶解再通；因导管打折引起的堵管，则需把导管拉直等。如果经相应的处理后导管仍无法输液，只能拔除导管。

58. 留置 PICC 期间出现皮炎有哪些表现?

留置 PICC 期间，有些病人的皮肤出现皮炎，一般发生在与导管、透明贴膜、胶布接触的皮肤上，常表现为红斑、丘疹、瘙痒、水疱，严重者有渗液、皮肤破损、疼痛等。其发生原因与年龄、性别、用药、体质及使用的贴膜透气性不佳等有关。夏季出汗多或空气潮湿时更容易出现这种情况。

59. 留置 PICC 期间出现皮炎该怎么处理?

留置 PICC 期间出现皮炎应首先分析原因，然后根据其发生原因、严重程度来进行处理。

如果由透明贴膜引起的皮炎则需更换透明贴膜，或改用纱布敷料；由消毒剂引起的皮炎就更换消毒剂；出汗多引起的皮炎则缩短维护频率等。

皮炎症状轻者，经以上处理即可。病人自己注意观察皮肤红斑、丘疹、瘙痒等症状有无缓解或加重。居家期间如发现症状加重应立即去医院处理。

皮炎症状重者，医务人员除采取上述处理外，还会使用药物治疗，外擦或口服抗过敏药物等。病人应遵循医务人员的建议按时用药及维护。

60. 怎样预防皮炎？

留置 PICC 的病人做到以下几点可有效减少皮炎的发生率及严重程度：

（1）告知过敏史：病人如对某种消毒剂及固定导管的敷料敏感，应在置管前告知医务人员。医务人员会更换消毒剂和固定导管的敷料。

（2）避免出汗：贴膜下潮湿的环境是引发皮炎的原因之一，生活中保持室内适宜的温湿度；运动持续时间不宜过长，运动后注意观察贴膜下皮肤，有汗液或皮疹应立即去医院维护。

（3）进清淡饮食：多吃清淡、含维生素丰富的食物。敏感体质病人减少摄入鸡蛋、牛奶、海鲜等食物。

61. PICC 穿刺点渗液有哪些表现？

留置 PICC 期间有些人会出现穿刺点渗液的现象。穿刺点渗液多为无色透明或淡黄色液体，液体从穿刺点渗出，量多者沿导管流到贴膜外，造成贴膜、导管、皮肤之间粘贴不牢固，甚至贴膜松脱，增加皮炎、感染及导管脱出或缩进体内的概率。

62. 居家期间 PICC 穿刺点渗液该怎么处理？

留置 PICC 期间穿刺点渗液，病人与家属应注意以下几点：

（1）居家期间，发现贴膜下有渗液时应及时去医院维护。渗液量多时，可先用纱布或毛巾压在贴膜外面穿刺点相应的位置上，再用绷带加压包扎，然后去医院找护士处理。

（2）贴膜下垫纱布时，需每 2 日去医院维护一次。若发现纱布潮湿严重也应及时去医院维护。

（3）若渗液部位使用绷带加压包扎，要注意观察前臂、手指有无肿胀。若出现肿胀应将绷带松开，并及时去医院找医务人员查看。

（4）注意观察穿刺点渗液量有无减少或增加，渗液的颜色有无改变。渗液量增加和颜色改变应及时去医院处理，渗液量减少可适当延长维护频率。

当渗液停止后可照常每 7 日去医院维护一次。

63. 怎样预防 PICC 穿刺点渗液？

留置 PICC 的病人做到以下两点可预防或减少穿刺点渗液：

（1）避免提重物、置管侧侧卧：病人要避免置管侧手臂过度用力，勿向置管侧侧卧，坐着起身或睡觉起身时不要用置管侧手臂支撑起床。手臂过度用力和挤压会引起或加重穿刺点渗液。

（2）补充蛋白质：病人蛋白质长期摄入不足会导致血液里的白蛋白减少，血浆胶体渗透压降低，血管内液体渗出到血管外，形成皮下水肿，水肿液可从穿刺点流出。所以要加强营养，食物多样化，病情允许可多吃肉类、豆类、蛋类、纯奶等含蛋白质丰富的食物，动植物搭配及搭配种类越多越好，以增加蛋白质的利用率（蛋白质互补作用）。

64. PICC 穿刺点渗血有哪些表现？

留置 PICC 期间的有些病人，特别是凝血功能差或正在行抗凝治疗的病人会出现穿刺点渗血的现象。PICC 穿刺点渗血多为红色或褐色液体，血液常常从穿刺点流出，量多者沿导管流到贴膜外，有的造成贴膜、导管、皮肤之间粘贴不牢固，甚至贴膜、导管松脱，增加感染、皮炎及导管脱出的可能性。

65. 居家期间 PICC 穿刺点渗血该怎么处理?

病人居家期间，出现 PICC 穿刺点渗血，病人与家属应注意以下几点：

（1）发现贴膜下有渗血时应及时去医院维护，渗血量多时，可先用纱布或毛巾压在贴膜外面穿刺点相应的位置上，用绷带或布带加压包扎，然后去医院找护士处理。

（2）贴膜下有纱布时，需每 2 日去医院维护一次。若发现纱布上血液较多者应及时去医院维护。

（3）服用抗凝药的病人可咨询医生是否需要停用抗凝药或减量。

（4）若渗血部位使用绷带加压包扎，要注意观察前臂、手指有无肿胀。若出现肿胀应将绷带松开，并及时去医院找医务人员查看。

（5）注意观察穿刺点渗血量有无减少或增加。如渗血量增加应及时去医院处理；渗血量减少可根据渗血量适当延长维护频率。

当渗血停止后可照常每 7 日去医院维护一次。

66. 怎样预防 PICC 穿刺点渗血?

留置 PICC 的病人做到以下几点可预防或减少穿刺点渗血：

（1）避免提举重物，勿向置管侧侧卧，避免置管侧手臂过度用力，坐着起身或睡觉起身时不要用置管侧手臂支撑起床。手臂过度用力和挤压会引起或加重穿刺点渗血。

（2）口服抗凝药物时可根据医嘱暂停使用或减量。

（3）凝血功能异常的病人，遵医嘱给予相应的处理。

67. PICC 穿刺点感染有哪些表现？

如果留置 PICC 的穿刺点皮肤发红、发烫，局部肿胀、硬结、压痛，甚至有脓液从穿刺点流出，量多者沿导管渗到贴膜外，有了这些表现就是穿刺点感染了。严重者还有乏力、头晕、寒战、高热、血压下降，甚至休克等全身症状。可因 PICC 留置期间出汗多、未按时进行维护及贴膜下进水、病人免疫力低下等原因引起。

68. 居家期间 PICC 穿刺点感染该怎么处理？

居家期间，发现穿刺点感染时应立即去医院维护处理，医务人员会根据感染的严重程度决定维护频率及处理措施：轻者增加维护频率，局部使用抗生素；重者需要口服或静脉使用抗生素，甚至拔除导管。

穿刺点感染治疗期间，应注意观察穿刺点皮肤发红、发烫、局部肿胀、硬结、压痛等症状消退情况，有加重者需要告诉医务人员。感染控制后可照常 7 日维护一次。

69. 怎样预防 PICC 穿刺点感染？

留置 PICC 的病人做到以下几点可预防穿刺点感染（图 49）：

（1）按要求维护：按时进行 PICC 维护是预防 PICC 穿刺点感染最重要的措施，一般情况下至少 7 日维护一次，如果穿刺点有渗血、渗液及贴膜卷边、潮湿、松脱、弄脏则应及时维护。

（2）注意个人卫生：勤洗手，勤换衣服、被子，不要用脏手去触摸贴膜及导管。

（3）避免贴膜下进水：洗澡时要保护好 PICC 及贴膜，洗澡后立即检查贴膜下有无潮湿、积水，如发现贴膜下进水，应立即将水排出，并马上去医院更换贴膜，同时要避免可能造成穿刺点局部潮湿、积水（如出汗）的一切因素。

（4）提高自身免疫力：加强营养，病情允许要适当运动，提高自身免疫力。

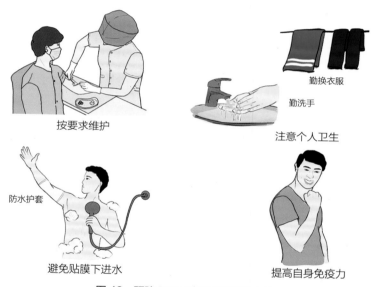

按要求维护

勤换衣服

勤洗手

注意个人卫生

防水护套

避免贴膜下进水

提高自身免疫力

图 49　预防 PICC 穿刺点感染的办法

70. 怎样判断留置 PICC 侧肢体有无肿胀？

留置 PICC 期间有些人会出现留置侧肢体肿胀，如何判断肢体是否肿胀呢？病人与家属平时要注意观察留置 PICC 侧肢体的皮肤颜色、肢体大小有无改变。常用的自我判断方法为左右侧肢体对比，对比皮肤的颜色、皮肤的紧致度、肢体的大小，每日对比一次。也可用软尺测量肢体周径。若发现肢体皮肤颜色变红、有紧绷感，肢体肿胀、疼痛，测量肢体周径增大等异常情况，请及时告知医务人员。

71. 怎样预防留置 PICC 侧肢体肿胀？

前面介绍的握拳运动和踝泵运动是预防肢体肿胀最简单有效的方法。生活中还有一些细节可以预防肢体肿胀：留置 PICC 侧的手臂不要长时间下垂，坐的时候将手臂放在桌上，如果垂放在身旁可以间隔一段时间抬起来一会，也可以用围巾或毛巾兜住手臂，斜挎在颈肩部，使手臂高于心脏。这样就可以促进血液回流到心脏，防止肿胀。

72. 留置 PICC 侧肢体出现哪些症状时可能是静脉血栓形成？

当病人留置 PICC 侧肢体出现以下症状时可怀疑静脉血栓形成：肢体出现肿大、胀痛，肩部、腋窝处胀痛，皮肤有绷紧感、皮温升高、皮肤颜色有改变；上肢留置 PICC 侧手臂、颈部、前胸或下肢留置 PICC 腿部的一些静脉变得"鼓鼓"的（静脉充盈）等表现。发现上述情况要及时告诉医务人员处理。

73. 留置 PICC 侧肢体出现了静脉血栓症状时怎么处理？

留置 PICC 侧肢体出现静脉血栓症状时，不要反复触摸、挤压、按摩和热敷肿胀部位，应立即告诉医务人员。医务人员会根据具体情况决定是否需要做 B 超检查或其他检查来排查静脉血栓。确诊为静脉血栓后要按医嘱接受抗凝、消肿、溶栓等相关治疗。

74. 置入 PICC 后出现肩关节疼痛的原因有哪些?

上肢置入 PICC 后有的病人会出现同侧肩关节疼痛，原因主要有以下两点:

一是病人伴随其他疾病:如肩周炎、颈椎病等可引起肩关节疼痛的疾病。

二是病人过度紧张:部分留置 PICC 的病人总担心手臂上的 PICC 会脱出来，吃饭时手臂不敢弯曲，走路时手臂不敢摆动，站着时把肩耸起，甚至睡觉都不敢移动手臂。这样手臂、肩部肌肉因长时间处于过度紧张状态，就会造成肩关节疼痛。所以置入 PICC 后一定要放松手臂及肩部肌肉，听从医务人员的嘱咐进行日常活动和做特定功能锻炼。

75. 颈部留置 PICC 有哪些注意事项?

部分病人由于手臂血管条件不好或其他原因只能在颈部置入 PICC。颈部留置 PICC 有三大特点:

一是颈部活动易牵扯导管，导致导管移位。

二是颈部靠近口腔和鼻腔，呼吸过程中易引起细菌污染。

三是颈部易出汗，固定导管的贴膜容易潮湿、松动，可能导致导管脱出，增加感染的概率。

所以，颈部留置 PICC 的病人需注意以下四点:

一是颈部活动的幅度不要过大，转动的速度不要过快。

二是注意观察穿刺点有无异常，一旦发现穿刺点有红肿、热感、疼痛，说明感染了，要尽快去找医务人员进行维护。

三是居家期间，尽量避免大量出汗，室内保持适宜的温湿度，避免剧烈运动，出现贴膜下潮湿或贴膜卷边、松动，应马上去医院更换贴膜。

四是部分导管能使用思乐扣固定，避免导管脱出，应遵照医务人员的安排。

76. 下肢留置 PICC 有哪些注意事项？

有些病人由于疾病的原因（如上腔静脉综合征），不能从上肢置入 PICC，怎么办呢？随着医疗技术的发展，医务人员也可以从下肢置入 PICC。

成人一般选择大腿中上段的股静脉置入 PICC。相对于上肢留置 PICC，下肢留置 PICC 更容易发生回血堵管、感染和血栓等并发症。所以，病人在下肢留置 PICC 期间需做到以下几点（图 50）：

（1）适当运动：留置 PICC 侧下肢多做踝泵运动。若病情允许，可下床活动，比如散步、打太极拳等，但不宜快步走、跑或跳跃等剧烈运动，以免 PICC 下垂。

（2）避免腹腔压力增大：剧烈咳嗽、呕吐、便秘的病人可因腹腔压力增大，引起血液反流到 PICC 内，致使 PICC 堵塞。应避免受凉感冒导致的咳嗽、呕吐，出现剧烈咳嗽、呕吐时应遵医嘱治疗；病情允许，适当增加新鲜蔬菜、水果的摄入量，每日饮水 1500~2000 mL，预防便秘，避免用力排便。出现剧烈咳嗽、呕吐时应及时冲管。心肺功能异常及输液量多者遵医嘱调整饮水量。

（3）防止导管脱出：下床活动时穿有弹性的纤维裤，比如鲨鱼裤来固定导管。

（4）防止感染：不能让大小便污染贴膜和接头。尤其在床上大小便时需格外留心。

（5）加强局部观察：穿刺点如有红肿、渗液、疼痛，贴膜有潮湿、松动等异常情况，应及时告知医务人员进行处理。

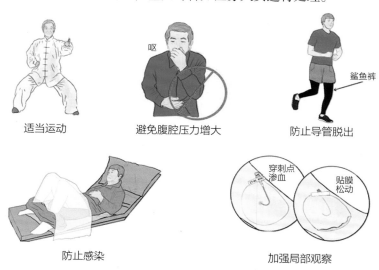

呕

鲨鱼裤

适当运动　　　　　　避免腹腔压力增大　　　　　防止导管脱出

穿刺点渗血　　　贴膜松动

防止感染　　　　　　　加强局部观察

图 50　下肢留置 PICC 的注意事项

77. 儿童 PICC 的置入、维护、居家护理同成人有不同吗？

儿童使用的 PICC 型号比成年人的要小，但置入、维护、居家期间的护理措施与成年人一样，只是要更加小心保护，以免导管脱出。

生活上，需加强对儿童的照顾，如帮助儿童穿脱衣服、洗澡等。对于不合作的儿童，家属更需耐心协助医务人员完成相关导管维护工作。

78. 儿童留置 PICC 期间，日常活动要特别注意哪些事项？

儿童留置 PICC 期间，日常活动家长需要注意以下几点：

（1）儿童生性好动，在留置 PICC 期间，家长应耐心陪伴儿童，但不能完全限制儿童的活动。同时，对于儿童玩伴也要多嘱咐不要玩弄导管。

（2）留置 PICC 的儿童不宜剧烈运动，比如蹦跳、打闹、追赶、跑步、打球、提重物以及其他肢体过度活动。因为这些剧烈运动会使胸腔压力增大导致导管回血，堵塞导管。也不宜做引体向上、托举哑铃、向前或向后甩手臂等大幅度的手臂运动，这些动作可能引起导管前端位置发生变化，甚至导致导管脱出等意外的发生。

（3）根据儿童的年龄，安排适当的运动。可安排搭积木、看书，进行适量的有氧运动，如散步、慢跑等（表 2）。但要注意运动时不宜出汗，因为贴膜下的汗液会使固定导管的贴膜松脱，可能导致导管脱出等意外的发生。

表 2　儿童 PICC 留置期间运动宜忌

适宜运动	禁忌运动
吃饭、穿衣、洗漱、看书、搭积木、散步、慢跑	游泳、蹦跳、打闹、追赶、跑步、打球、提重物、引体向上、托举哑铃以及手臂大幅度运动

79. 什么时候可以拔除 PICC？

PICC 拔除时机包括以下几个方面：

（1）PICC 使用期限到期：产品说明书都注明了 PICC 的留置时间，留置期限到了就需要拔除。

（2）病人的治疗结束：不再需要使用导管，并经过医生同意后可拔除导管。

（3）其他特殊原因：出现了不能解决的并发症，比如经积极处理仍然控制不住的导管相关性感染等，就需要提前拔除导管。

因此，PICC 的拔除时机需要咨询专业的医务人员，不能擅自决定。

80. 病人可以自己拔除 PICC 吗？

拔除 PICC 是专业性的医疗操作，病人不能自己拔除。由于 PICC 留置时间较长，有可能与血管壁粘连在一起，或者一些其他原因可导致 PICC 拔除不顺利，甚至拔不出来，严重者可出现导管断裂或出现拔管后的空气栓塞。所以，千万不要自己拔管，要去医院找经过专业培训的医务人员拔除。

81. PICC 拔除后有哪些注意事项？

PICC 拔除后要按压穿刺点 5 分钟以上，直到不出血为止，并用敷料覆盖、封闭穿刺点。一般 1~2 日后可以自行将贴膜去除，去除贴膜后观察穿刺点愈合情况，在穿刺点未完全愈合前不能沾水及用脏手触摸。

第十三章
了解中心静脉导管输液

如果您有过探望手术后或急诊科病人的经历，您会发现他们当中好多人的脖子上或胸部上有一根或几根被一个透明贴膜盖着的蓝色、灰色或紫色的管子，看着有些瘆人吧？它就是中心静脉导管，英文简称为 CVC。它与 PICC 有异曲同工之妙，可以进行大量而快速的静脉输液。虽然普通病人很少见到它，可它在手术病人和重症监护室中尤为流行，它为挽救危急重症病人建立了"生命通道"。本章将从 CVC 的定义、优势、用途、注意事项等方面进行科普。下面让我们一起来了解这根神奇的管子——CVC 吧！

1. 什么是中心静脉导管？

中心静脉导管的英文名为 central venous catheter，缩写为 CVC，医院的医务人员常常将中心静脉导管称为 CVC。CVC 是一种经锁骨下静脉（位于锁骨的下面）或颈内静脉（位于颈部的侧面）以及大腿的股静脉插入的导管，它最前端的部分留在了心脏上方的上腔静脉或心脏下方的下腔静脉。这种中心静脉导管露在外面的部分有一根管腔和多根管腔之分，医生根据治疗需要来选择。每根管腔尾端都有一个接头，医务人员可用它来进行静脉输液治疗或测量右心房和胸腔内大静脉的压力。

2. 中心静脉导管有哪些优势？

中心静脉导管具有以下优势（图51）：

（1）插入迅速：中心静脉导管插入长度较短，操作较迅速，可以快速静脉输液和测量中心静脉压，常用于危重病人的抢救。

（2）可同时输注多种药物：中心静脉导管有单腔、双腔、三腔和四腔之分，每个腔是独立的，消毒接头后，可连接输液器或注射器进行输液或推注药物，需要同时输注多种药物的复杂静脉治疗方案可使用多腔的中心静脉导管。

（3）可以输注任何性质的药物：因导管前端位于靠近心脏的大静脉，血流量大，血流速度快，药物到达这里后，很快被血液稀释，减少药物对血管内膜的刺激。所以任何性质的药物都可以通过中心静脉导管输注，如化疗药、强酸性、强碱性药物等。

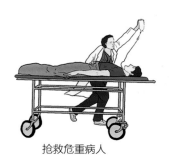

抢救危重病人

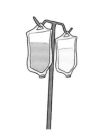

同时输注多种药物

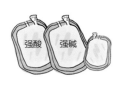

输注任何性质的药物

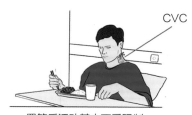

置管后活动基本不受限制

图51　中心静脉导管的优势

（4）置管后活动基本不受限制：中心静脉导管常见穿刺部位为锁骨下静脉或颈内静脉，置管后手臂的活动基本不受到限制，比较方便。

3. 中心静脉导管有哪些用途？

中心静脉导管有如下用途：

（1）输入液体及药物：可通过中心静脉导管为人体输注液体及药物，特别是出血量较多的大手术或因外伤导致大量出血时，可从中心静脉导管大量而快速地补充液体及药物。

（2）输入营养液：当病人因为口腔、食管、胃肠道等手术后不能进食时，医务人员可以通过中心静脉导管给他们输入营养液，如脂肪乳、氨基酸、维生素等营养物质来满足病人的营养需求。

（3）测量中心静脉压：右心房和胸腔内大静脉的血压称为中心静脉压，它可通过中心静脉导管测量。医生常常需要根据中心静脉压来了解病人的心脏功能、血容量等情况，从而决定补液的种类和补液量的多少，如严重外伤、烧伤、大手术、心功能不全及病情危重等。

（4）血液透析：尿毒症血液透析的病人在专用透析通路没有建立之前，可以通过中心静脉导管进行血液透析。

（5）可用于抽血、输血：可通过中心静脉导管进行抽血、输血等，避免反复穿刺的痛苦。

4. 为什么中心静脉导管一般在手术前置入？

中心静脉导管一般是手术前由麻醉医生置入。手术前置入导管主要是为了手术中可以监测病人的中心静脉压，为医生给病人合理补液提供参考。同时，如果手术中出现大出血、休克等紧急情况，可以马上通过中心静脉导管快速补液、输血，最大限度地保证病人的安全。

5. 中心静脉导管留在体内安全吗?

中心静脉导管材质大多采用硅胶或聚氨酯，弹性好，较柔软，与人体相容性较好，所以中心静脉导管留置在体内安全性高。但留置期间有可能会出现一些并发症，所以要严格按照医务人员的要求进行维护及观察，以减少并发症的发生，治疗完成后尽快拔除中心静脉导管。

6. 置入中心静脉导管后日常生活方便吗?

一般情况下，中心静脉导管是从锁骨下静脉或颈内静脉置入，置入中心静脉导管后日常生活和康复运动不会受到影响。但要注意，留置中心静脉导管期间应避免便秘、憋气和剧烈咳嗽，以免引起导管回血，导致导管堵塞；从颈内静脉置管的病人还应避免过度低头和向置管侧过度偏头，以防止导管打折；穿脱衣服时应注意保护导管，防止导管脱出。

7. 置入中心静脉导管过程中如何配合医务人员操作?

为使中心静脉导管置入过程顺利，需要病人从以下几个方面配合医务人员：

（1）体位配合：从颈内静脉或锁骨下静脉穿刺时，常常是仰卧位，去掉枕头，必要时在肩背部垫一个小薄枕，让头部放低，头转向穿刺对侧。一般医生会优先选择右侧穿刺。从股静脉穿刺时，也是取仰卧位，具体的体位摆放是由医务人员来完成的。病人在医务人员摆好体位后和穿刺完成前不要随意移动。

（2）及时沟通：在中心静脉导管置入过程中，病人想要咳嗽、打喷嚏时请先提醒医生。如果出现呼吸困难、心慌等不适，请立即告知医生。置入中心静脉导管过程中出现以下情况时要及时报告医生。

> 心慌
>
> 胸闷
>
> 呼吸困难
>
> 穿刺点或周围剧烈疼痛

8. 置入中心静脉导管后怎样进行功能锻炼？

中心静脉导管留置期间在病情允许的情况下进行握拳、屈肘等运动，以促进血液循环，预防静脉血栓的发生。握拳时保持3秒，再放松3秒，如此反复，每日早、中、晚、睡前各1次，每次连续做5分钟以上。然后做肘关节屈曲运动，屈曲肘关节，保持3秒，再伸直肘关节，如此反复，每日早、中、晚、睡前各1次，每次连续做5分钟以上。

9. 携带中心静脉导管睡觉有哪些注意事项？

睡觉时尽量平卧或置管对侧侧卧。导管留置在锁骨下静脉时应避免置管侧肩膀受压，导管留置在颈内静脉时应避免过度低头和扭转颈部，以免压迫导管。

10. 携带中心静脉导管洗澡有哪些注意事项？

置入中心静脉导管后，若病情不允许，暂时不能洗澡，由医务人员或家属协助擦澡。如果病情允许洗澡，注意保护中心静脉导管外露部分及贴膜，外露部分及贴膜的地方不能沾水，沾水容易引起细菌感染，还会导致贴膜松脱，使导管固定不牢固而脱出。洗澡后若贴膜潮湿，应马上告知护士更换贴膜，以免发生感染。

11. 固定中心静脉导管的贴膜什么时候需要更换？

医务人员完成中心静脉导管插管后 24~48 小时内，会更换第一次敷料，之后将根据敷料的种类决定更换时间：无菌透明敷料每 7 日更换一次；纱布敷料每 48 小时更换一次；如发现穿刺点有渗液、渗血或贴膜潮湿、松动、卷边时要及时告知护士进行更换。

12. 使用中心静脉导管输液时要注意哪些事项？

中心静脉导管输液时的注意事项根据导管的位置不同而有所区别，如果是经锁骨下静脉置入的导管，输液时手和手臂的活动不受限制，颈部可做正常左右扭头、上下点头等活动。如果是经颈内静脉置入的导管，病人不要过度扭转颈部和过度低头，以防管道打折影响液体输注速度。若病情允许，其余活动一般不受限制。若治疗不再需要中心静脉导管，应尽早拔除。

下肢置入中心静脉导管的注意事项同下肢置入 PICC，具体参见本书第十二章相关内容。

13. 留置中心静脉导管期间可能出现哪些并发症？

留置中心静脉导管期间可能出现的并发症以及并发症的预防措施与处理方法同 PICC，具体参见本书第十二章相关内容。

14. 中心静脉导管如何维护？

中心静脉导管的维护时间、项目和注意事项同 PICC，具体参见本书第十二章相关内容。

第十四章
了解输液港输液

　　20 世纪 80 年代，一种埋于皮下的输液通道开始在西方流行，随后被引入国内。1998 年，国内首次报道输液港（PORT），随着输液港技术的不断发展，逐渐被国内许多医务人员及病人接受并应用。输液港的出现，减轻了病人的维护负担，满足了病人对美的追求和生活质量的提高。输液港被誉为静脉治疗病人的安全"港口"，那么输液港到底是什么？它有哪些用途？适合哪些病人？下面请大家一起来认识它。

1. 什么是输液港？

　　输液港是完全植入式静脉输液港（totally implantable venous access port）的简称，医务人员常用英文 PORT 来称呼输液港。输液港是一种可以完全植入体内、长时间留置的闭合静脉输液装置，由注射座和导管两部分组成。注射座可放置于不同的位置，放在胸壁的称胸壁港，放在手臂的称手臂港（图 52）。

　　输液港的植入方法是医生先将导管前端放入心脏上方的上腔静脉内（经下肢置入的导管前端放入下腔静脉内），再将导管尾端所在位置的皮肤切开，将注射座安放在皮下组织内，用锁扣将导管与注射座相连，再将皮肤缝合。所以，留置了 PORT 的病人在体外看不到任何物件，只在皮肤上有个小伤口痕迹，在这个痕迹的附近可看到或摸到一个小小的凸起就是注射座。在这个注射座上插一个无损伤针就可以进行静脉治疗了！

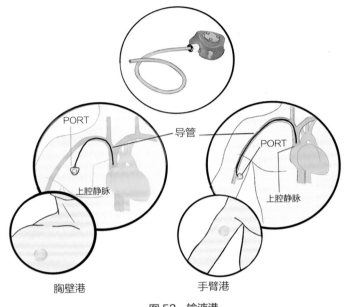

图 52　输液港

2. 输液港有哪些优势？

输液港具有以下优势：

（1）美观、方便：输液港没有外露部分，不容易被人觉察，满足病人对美的追求。而且可以淋浴，不限制日常活动，生活方便。

（2）不易感染：由于输液港完全植入体内，正常情况下注射座表面皮肤是完整的，所以不易感染。

（3）留置时间长：输液港能长时间留置，减少反复穿刺带来的痛苦，且保护血管。

（4）维护周期长：输液港在输液间隙期间，只需一个月去医院维护一次，减少病人往返医院的频率，病人在治疗间隙可以得到更好地休息。

3. 输液港有哪些用途？

输液港是一种植入皮下的输液工具。在输液港的注射座上插上专用的针（无损伤针）就可以输液了。输液港可以输注任何性质的药物，药物通过插在注射座的针进入注射座和导管，再直接输送到连接心脏的大血管内，随血流进入心脏，运送到全身各处。输液港除了输注药物，还可用于输血、抽血。

4. 输液港留置在体内安全吗？

与放置在体内的心脏起搏器、心脏支架等医疗用品一样，输液港同样通过了国家相关部门的检测，留置在体内安全性高。但长期留置难免会有一些并发症，所以要严格按照医务人员的要求进行维护及观察，以减少并发症的发生。

5. 输液港适用于哪些病人？

输液港是一种长期输液通道，可以输注任何性质的药物，适用于长期静脉治疗的病人，如化疗、长期输入胃肠外营养、长期经静脉输入某种药物，且身体条件可耐受输液港置入手术者，均可选择输液港。

6. 哪些情况不适合植入输液港？

输液港植入和取出均需要手术，所以医生会综合判断病人是否适合植入输液港。有以下情况者不宜植入输液港：
（1）严重的肺阻塞性疾病。
（2）待植入输液港的部位有血栓形成。
（3）凝血功能障碍。
（4）疑似感染、菌血症或败血症症状者。
（5）无法耐受手术、体质及体形不适宜、对材料过敏者。

7. 普通型输液港和耐高压输液港在功能上有什么区别？

耐高压输液港除了具有普通型输液港的输液、抽血等基础功能外，还可以进行高压注射，如做 CT 和 MRI 检查时高压注射造影剂。

8. 怎样知道已植入体内的输液港是否耐高压呢？

静脉输液港因为生产厂家不同，规格型号也各异，下面介绍临床上一种常用的植入式输液港，判断是否属耐高压类型的方法。
（1）查看输液港植入成功后医院给的资料，通过资料可以了解输液港的类型。
（2）用手触摸到输液港注射座上的触诊点，能摸到三个小凸起的就是耐高压的输液港。
（3）X 线胸片注射座显影上有字母"CT"的就是耐高压输液港。

最方便易行的方法是看原始记录，所以输液港植入成功后医院交给自己的资料一定要保管好！

9. 三向瓣膜式输液港和前端开口式输液港有什么区别？

三向瓣膜式输液港和前端开口式输液港指的是输液港导管前端的不同设计。

三向瓣膜式输液港前端的侧面有一个瓣膜，这个瓣膜类似一扇门。当有外力抽吸时，瓣膜往导管里面打开，比如连接注射器用力往外抽，瓣膜向导管内打开，血液可以通过瓣膜进入导管，注射器可以抽到血。当输液时，由于有大气压与液体静压的作用，瓣膜向导管外往血管方向打开，药液可以通过瓣膜进入血管完成输液；在没有外力的情况下，瓣膜处于关闭状态，导管内外是不相通的。可以降低血液反流、空气栓塞和血栓形成的风险；同时三向瓣膜的前端是圆形封闭的导管头，可有效避免导管前端对血管内膜的损伤。其原理与三向瓣膜式 PICC 一样。

前端开口式输液港顾名思义就是导管前端没有瓣膜这扇门，导管前端开口直接与血液接触，可通过导管抽血和输液，不使用导管时导管前端也未关闭。所以每次使用后及导管维护时，要做好冲封管，以防止血液反流造成堵管。

10. 输液港植入手术会很疼吗？

输液港植入体内需要由医务人员进行一个小手术来完成，术前在植入处会进行局部麻醉。因此，整个过程疼痛感会较轻，如果感觉疼痛难以忍受，可以告知医务人员增加麻醉药用量。

11. 输液港植入前需检查哪些项目?

输液港植入前,根据病情需要查血常规、凝血功能、D-二聚体等血液指标。抽血前不需要空腹,抽血量也不多,对身体功能无影响。另外,必要时还会完善血管超声、CT 等相关检查,确定是否符合输液港植入要求。

12. 输液港植入前需要清洁皮肤吗?

输液港植入前需要清洁皮肤。人体皮肤及汗毛上有一些微生物,洗澡除了去除污垢清洁皮肤,还可以清除部分微生物,避免污垢、微生物经手术伤口进入体内。不能洗澡的人可用毛巾沾肥皂水或沐浴液反复清洗植港部位及周围的皮肤,保持皮肤清洁,注意不能弄破皮肤。冬季洗澡或清洗时间不宜过长,以防受凉感冒。

13. 输液港植入前可以进食吗?

输液港植入前是可以进食的,尽量避免在空腹状态下进行植入操作,以免因低血糖造成头晕等不适症状。但是如果因为疾病或治疗检查不能进食时,则需要遵守医务人员的要求。

14. 输液港植入前对着装有什么要求?

因为输液港植入操作时需充分暴露置港部位,例如颈部、胸部或手臂,所以输液港植入前建议换上前面有扣子或拉链的开衫,住院病人可穿病号服。如果感觉冷,可在病号服上套外套或其他开衫,以方便医务人员进行手术操作。

15. 输液港植入前有哪些情况要告诉医务人员?

输液港植入前医务人员会对病人的情况再次进行评估,如果有以下情况,请告知医务人员,以便医务人员正确评估做出抉择:

(1)手臂、肩关节、颈部有疼痛、麻木或其他异常情况。

(2)有药物过敏史(特别是麻醉药物)或其他过敏史。

(3)体内有植入起搏器和血液透析管道。

(4)正在进行抗凝治疗。

(5)既往置入过 PICC、CVC 等中心静脉导管。

16. 输液港植入过程中如何配合医务人员操作?

输液港植入手术时医务人员会先摆好体位,请保持该体位,不要随意移动,以免污染无菌区域,影响医务人员操作。植入过程中,避免朝向操作区域说话、咳嗽,若有不舒服,如感觉麻木、剧烈疼痛、呼吸困难等,可用手掌轻拍床铺,在医务人员的允许下进行交流沟通。

17. 输液港植入过程中如何放松心情?

很多病人在输液港植入时都会紧张,这是正常情绪。但是过度紧张会引起血管收缩,导致血管腔变小,影响植入操作。所以,当觉得自己过于紧张时,可以通过想象其他事情转移注意力,或事先准备好美妙的音乐,通过听音乐放松心情等。

18. 输液港植入后伤口怎么护理?

输液港植入后在注射座的旁边会有一条长 2~3 cm 的伤口，伤口下方就是注射座放置的位置，医学上称之为"囊袋"。手术刚结束时医务人员会用无菌敷料覆盖伤口，加压包扎。病人及家属注意观察注射座植入部位有无渗血、渗液及肿胀、发烫、疼痛等，并及时告知医务人员。

为了保护伤口不被感染，需要做到：在伤口未完全愈合前，洗澡绝对不能进水。平时活动也应注意不能牵拉未愈合的伤口，伤口完全愈合一般需要 10~20 日，这期间医务人员会对伤口进行消毒、更换敷料。伤口愈合良好方可洗浴和正常活动。

19. 输液港植入后怎样输液?

输液港植入成功后，医务人员会使用专用的无损伤针穿刺插入植入皮下的注射座内，然后将输液器的连接部分与无损伤针上的接头连接好，液体就可直接通过输液器、无损伤针、注射座及连在注射座上的导管输入血管，完成各种静脉治疗（图 53）。

20. 输液港植入后伤口什么时候拆线?

目前，输液港植入后的伤口缝合以可吸收缝线为主，它能够被人体组织降解吸收，是不用拆线的一类新型复合材料。但如果居家期间发现缝线局部有红、肿、痒、痛等排异反应，或长时间缝线没有吸收，出现不适感就需要去医院就诊，由医务人员拆除缝线。

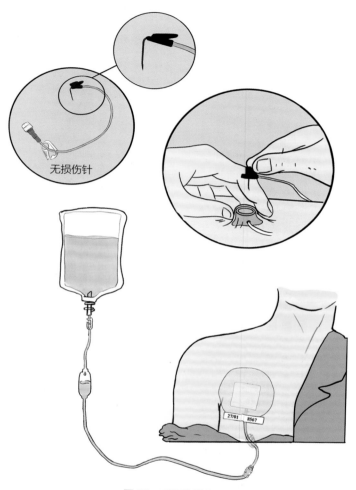

图 53　无损伤针的使用

21. 输液港穿刺为什么必须使用无损伤针？

　　无损伤针也称不成芯针，任何种类的输液港都应使用无损伤针，因其采用了独特设计，针梗前端有个折返点，这样设计的穿刺针针尖斜面不会"切削"到注射座上的硅胶隔膜，可以使注射座接受数千次的穿刺而不导致漏液。

　　普通穿刺针穿刺输液港注射座时，针尖斜面会"切削"到注射座上的硅胶隔膜，造成硅胶隔膜破损、药液外渗等情况，影响注射座的使用寿命。

22. 使用输液港输液或静脉注射时有哪些注意事项?

　　每次使用输液港进行输液或静脉注射时，应注意做到"两观察两注意"（图 54）。

　　一观察：观察有无液体渗漏，注意注射座上插针的穿刺点、周围皮肤及沿着输液港导管的方向有无肿胀、发凉、疼痛，若出现以上情况有可能是无损伤针脱出注射座或导管破损等原因导致液体渗漏。

　　二观察：观察输液是否通畅，输液的滴速是否有改变，如果

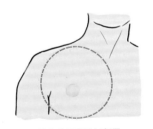

一观察有无液体渗漏

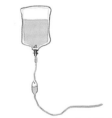

二观察输液是否通畅、滴速是否改变

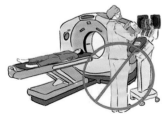

一注意非耐高压输液港严禁高压注射

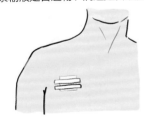

二注意拔针后 24 小时内不打湿穿刺点

图 54　使用输液港输液的注意事项

发现异常应立即告诉医务人员，以免引起严重后果。

一注意：如果植入的输液港不是耐高压输液港，注意严禁用于高压注射，以防止导管破裂，比如增强 CT 检查时注射造影剂。如果植入的输液港是耐高压输液港，就必须使用耐高压的无损伤针才能进行高压注射。

二注意：输液港上的穿刺针拔出后 24 小时内注意不能打湿穿刺点，应用无菌敷料覆盖以避免穿刺点感染。

23. 输液港植入后手臂活动会受影响吗？

输液港植入在胸壁的病人，两只手臂日常活动基本不受影响，但是需避免肩带对胸壁注射座局部皮肤的摩擦。输液港植入在手臂的病人，不能用置港侧上肢抱儿童，防止过度挤压注射座。

注意：不管注射座植入在胸壁还是在手臂，都必须避免甩钓鱼竿、引体向上、游泳、举重等幅度很大的动作，防止重力撞击和摩擦输液港的注射座部位。

24. 输液港植入后日常生活会受影响吗？

输液港在不输液的时候日常生活基本不受影响，可以正常穿衣、吃饭、洗漱、洗浴等；一般性家务事，如洗碗、洗衣和做饭等都没问题，完全可以做到"与港共舞"。但是，在洗澡时不可用力搓洗注射座植入部位的皮肤，以免皮肤破损。

另外，输液港注射座留置在手臂的病人，在留置无损伤针输液期间，穿衣服时先穿置港侧肢体，后穿对侧肢体；脱衣服时先脱对侧肢体，后脱置港侧肢体。穿脱完毕后要自我检查，若发现贴膜松动、无损伤针针梗移位等要及时告诉医务人员。

25. 输液港留置期间需要做哪些运动?

生命在于运动，必要的活动是必需的。但是输液港留置的病人也不可剧烈运动，可以选择慢跑、打太极拳等。输液港留置在手臂上的病人特别要加强手指运动，如一次竖起5个手指，握拳再松拳，也可手握椭圆形的皮球。握拳（握球）时保持3秒，再放松3秒，如此反复，每日早、中、晚、睡前各1次，每次至少连续5分钟。有研究指出每日手指运动200次左右，可很好地促进术侧上肢的静脉血液回流，预防血栓的发生。具体做法参见本书第十二章相关内容。

26. 输液港留置期间穿什么衣服合适?

输液港留置期间为了保护好注射座上的皮肤，宜选棉质、宽松、柔软的衣服。棉质柔软面料，可减少对皮肤的刺激；宽松衣服可以减少对注射座周围皮肤的摩擦，过紧的衣服容易在穿脱衣服时触动注射座，导致注射座翻转移位。

输液或是去医院进行输液港维护时，如果输液港在胸壁者，要穿开衫，方便解开衣服暴露注射座部位以便医务人员操作；输液港在手臂者，里面穿短袖或大袖口的衣服，以方便暴露注射座。

27. 输液港留置期间对睡姿有什么要求吗?

输液港留置的病人在卧床休息或睡觉时须注意一下姿势，避免往置港侧侧卧，以免挤压注射座和导管，建议以平卧位、对侧卧位为宜。

28. 输液港留置期间需要自我观察哪些方面？

输液港留置期间，病人需要注意观察以下两点：

（1）观察注射座表面及周围皮肤情况：输液港注射座表面及周围皮肤如果破损，注射座就会暴露出来。所以要保持输液港注射座表面及周围皮肤的完整性，经常检查该处皮肤有无发红、发烫、破损，如有异常要及时告诉医务人员。

（2）观察注射座部位和注射座侧肢体感觉：每日观察植入输液港同侧上肢和胸部有无肿胀、疼痛、压痛和麻木感，以及上肢活动包括同侧肩部、颈部活动是否受限。如有异常不能掉以轻心，应及时去医院咨询专业人士。

29. 输液港治疗间歇期该怎么护理？

输液港在医院输液时医务人员会定期进行护理。那么在治疗间歇期出院后该怎么进行护理呢？为了保持输液港导管的通畅性，输液港在不使用时每 4 周需要携带输液港维护手册到医院进行维护。维护完毕后穿刺点覆盖无菌敷料，24 小时内不能进水，若不慎进水则使用符合要求的消毒剂消毒穿刺点及周围皮肤，并用创可贴覆盖穿刺点，24 小时后即可自行揭开创可贴。同时，注意观察穿刺点有无发红、发烫、肿胀、疼痛。如有异常，应立即去医院找专业人士处理。

30. 输液港留置期间可以外出旅行吗？

很多病人担心输液港留置期间不能坐高铁和飞机，所以不敢外出旅行。实际上输液港留置期间外出活动没有影响，完全可以乘坐高铁、飞机，来一场开心的旅行。但是在旅途中注意背包或挎包的包带不要压迫输液港注射座部位，也就是皮肤上的小"凸起"，避免撞击注射座，及时检查注射座周围皮肤有无发红、发烫及破损。如有异常要及时去当地医院找医务人员处理。

31. 下肢留置输液港有哪些注意事项?

我们平时常见到的输液港是放在胸壁或手臂上，也有极少数病人的输液港只能放在大腿上，比如合并上腔静脉综合征的人，上肢或胸壁留置输液港会加重上腔静脉血液回流受阻的症状，只能将输液港放置在下肢静脉系统。因下肢位置的特殊性，导管容易回血、堵管，血栓形成的风险也相对较大。所以，下肢留置输液港的病人需做到以下几点：

（1）踝泵运动：具体做法参见第十二章"25.PICC 置入后特定的功能锻炼如何做？"。

（2）避免腹压增高：咳嗽、呕吐、便秘会使血液倒流入导管或使导管下垂。如有咳嗽、呕吐、便秘要及时告知医生处理。注意避免受凉感冒，加强营养，适当多饮水，多吃新鲜水果、蔬菜，预防上呼吸道感染及便秘。

（3）适当运动：下肢留置输液港后，注意不宜久坐，以免挤压注射座和导管。可以适当运动，但不宜快步走或跑步等剧烈运动，防止导管下垂。

（4）避免摩擦：穿宽松、柔软、棉质裤子，避免挤压摩擦注射座表面皮肤。

（5）加强局部观察：注意观察注射座周围皮肤及下肢大小，当发现注射座表面及周围皮肤破损、裂开、渗血、渗液，以及下肢有肿胀、疼痛、增粗等异常时，应及时告知医务人员处理。

32. 儿童留置输液港有哪些注意事项?

儿童年龄小,本性好玩好动,好奇心强,依从性和保护意识差,所以带港期间其家属的配合相当重要。

首先,教育儿童和他的玩伴们,不要玩弄注射座部位及周围皮肤。玩耍时,置港手臂、肩部避免持续剧烈运动,不可用力撞击注射座部位,不可用力摩擦注射座处的皮肤。

其次,家长要记住输液港的相关观察内容,包括注射座局部有无渗血渗液、皮肤有无破损或肿胀等。有异常时要及时告知医务人员进行处理。生活上,需加强对儿童的照顾,如帮助儿童穿脱衣服、帮助儿童洗澡等。

另外,对于不合作的儿童,家属更需耐心协助医务人员完成相关输液港维护工作。

33. 输液港在什么情况下要拔除?

原则上输液港在没有并发症的情况下可长期留置,但是出现不能解决的并发症时,或经医生评估确定不再需要输液港进行输液治疗时,可由医务人员拔除输液港。

34. 输液港拔除时会痛吗?

输液港拔除需要做个小手术,将皮肤切开取出注射座和导管。手术时会先进行局部麻醉,在注射麻醉药时有一点胀痛。在麻醉后的操作过程中一般都不会有痛感。

35. 输液港拔除后有哪些注意事项？

输液港拔除后医务人员会对局部组织压迫止血、消毒、缝合，然后用无菌纱布覆盖。在 7 日之后或根据伤口愈合情况拆除缝合线。如果是可吸收缝线可不拆线。在伤口未完全愈合前请保持局部皮肤及敷料清洁干燥，不可进水，不可触摸伤口，如长时间未愈合应去医院请医务人员处理。

第十五章
静脉治疗案例分析

不知不觉，该书已接近尾声，本章准备了 4 个真实发生的临床案例，分别是 PICC 穿刺点感染、药物外渗、PICC 异位、输液港注射座暴露。本章从这 4 个案例出发，分别介绍发生原因、预防措施、处理方法等。希望读者通过以下案例了解不同输液工具的作用，充分利用各大输液工具的优势，学会怎样预防及减少输液工具留置过程中的并发症，保证自身安全。

案例分析一：预防为主，让 PICC 穿刺点零感染

刚出院一周的陈阿姨急急忙忙返回病房找到责任护士小美，说道："小美，小美，快来帮我看看，我放 PICC 的手又红又肿，好痛。"

小美查看了 PICC 穿刺点情况，只见该处局部皮肤发红、发热、肿胀，面积约 6 cm×4 cm，还有很多分泌物覆盖在上面。小美一边安慰陈阿姨，一边查看 PICC 上的维护日期，发现离上次维护时间已经过去 9 日了。小美为陈阿姨测量了体温，显示 38.5 ℃，小美立即告知医生。医生仔细查看病人及入院时的检查检验结果，发现除导管穿刺点局部皮肤发红发烫外，身体无其他明确的感染源或其他引起发热的非感染性原因，考虑是 PICC 穿刺点局部皮

肤感染导致导管相关性血流感染引起的发热，决定通过血液及分泌物培养来确认陈阿姨是否因为穿刺点局部感染引起了血流感染。小美遵医嘱分别从陈阿姨PICC穿刺点取分泌物，从PICC和另外一侧手臂的静脉抽血做细菌培养。在等待结果期间，小美每天为陈阿姨进行PICC局部消毒、维护，并根据医嘱进行抗感染治疗。4日后细菌培养结果出来了，确诊是导管相关性血流感染。因感染的细菌是铜绿假单胞菌，为了规避进一步的风险，经医生全面评估后，拔除了PICC，并根据细菌药物敏感性结果继续予以抗感染治疗。

小美询问了陈阿姨出院在家护理的情况，陈阿姨后悔不已地说道："我家离医院远，我自己又没力气走那么远的路，怕麻烦家人，第7日没有按时去护理，想着过2日就到医院住院了，拖2日再护理。前日洗澡时还不小心把贴膜弄湿了，里面进了水，刚开始也没有什么不舒服，以为没事，没想到今天就又红又肿，还痛得不得了，哎！真后悔没有听你的话。"就这样，陈阿姨看着化疗路上一直陪伴、保护自己血管的大功臣"PICC"被拔除，真是追悔莫及。

上述案例中，陈阿姨发生了PICC穿刺点感染导致导管相关性血流感染，最后导管被拔除，其主要原因就是遵医行为差。出院时对护士交代的注意事项没有重视，没有按时进行PICC维护，且贴膜下进水后未及时处理，存在侥幸心理。

那么，哪些因素会导致PICC穿刺点感染呢？如何预防PICC穿刺点感染？PICC穿刺点感染了如何处理？下面给大家说一说。

（1）什么是PICC穿刺点感染？

病原体在PICC穿刺点繁殖，造成穿刺点局部损伤，引起一系列的症状。表现为：PICC穿刺点皮肤出现红肿、疼痛、局部发烫、流脓性分泌物，严重者可引发导管相关性血流感染。

（2）PICC 穿刺点感染的原因有哪些？

① 未按时维护：一般情况下是 7 日维护一次，如果穿刺点有渗血、渗液、贴膜松脱、弄脏等情况则应及时维护，不及时维护易引起穿刺点感染。

② 不注意个人卫生：衣服、被子、手可能含有病原菌，脏被子、衣服、手等接触到穿刺点和导管外露部分，可造成污染导致感染。

③ 洗澡时贴膜下进水：洗澡时未包裹保护 PICC 及贴膜，或水流正对贴膜冲洗，使贴膜下进水，水流到穿刺点，严重者水经穿刺点顺着导管流到皮下组织及血管内，引起感染。

④ 免疫力低下：当人体免疫力低下时，机体对抗病原体的免疫功能下降，易引起穿刺点感染。

（3）怎样预防 PICC 穿刺点感染？

① 良好的遵医行为：预防穿刺点感染，良好的遵医行为很重要！所谓遵医行为，指的是病人对于医务人员医疗行为的认同与执行，简单点说就是配合医务人员，按照医生、护士交待的注意事项去实施。因为 PICC 置入后的安全需要医生、护士、病人三方共同努力。留置 PICC 期间，病人需要每周进行一次维护。这对于住院病人来说不难，护士会主动按期维护。主要是病人出院回家后，一定要继续严格按时维护 PICC，至少每 7 日维护一次，如果穿刺点有渗血、渗液、贴膜松脱、弄脏等情况要及时到医院维护，切不可存在侥幸心理，随意延长维护时间，要做到宁可事前麻烦，不要事后后悔。

② 保持穿刺点密闭、清洁、干燥：注意保持贴膜的完整性，不随意玩弄贴膜、撕脱贴膜。尽量避免出汗，少去高温环境，不做剧烈运动；洗澡时要注意只能淋浴和擦浴，不能盆浴、汗蒸或

桑拿，洗澡时要保护好 PICC 及穿刺部位，洗澡后要及时检查贴膜下是否进水。洗澡时如何保护 PICC 参见第十二章"33. 洗澡时怎样保护 PICC？"。

③ 提高自身免疫力：众所周知，免疫力低下易引起感染，尤其是肿瘤病人，化疗后会出现白细胞减少，因此更容易感染。所以要养成良好的作息习惯，避免熬夜、合理膳食、戒烟戒酒，并且要适当运动，有效提高免疫力，预防感染。还需要听从医生的嘱咐，及时复查血常规，出现异常及时处理。

④ 注意个人卫生：勤洗手，勤换衣服、被子，不要用脏手去触摸贴膜及导管。

（4）PICC 穿刺点感染如何处理？

发生 PICC 穿刺点感染后，医务人员会根据病人的情况做出相应的处理措施。轻者增加维护频率，重者遵医嘱使用抗生素治疗，甚至要将导管拔除。

总之，引起 PICC 穿刺点感染的因素有很多，提前预防最重要。一旦发生 PICC 穿刺点感染不但会增加自身痛苦，还会增加治疗费用。感染控制不好，导管也可能会需要提前拔除，使得后续的治疗无法正常进行。因此，在 PICC 留置期间，需要病人和医务人员共同努力，积极预防，争取"零感染"，充分发挥 PICC 的优点，延长导管寿命，减少病人痛苦，提高生活质量。

案例分析二：错误地坚持

"护士，我奶奶打针的手'鼓包'了！很痛，麻烦您快去看看。"1 床张奶奶的孙女焦急地在护士站喊道。责任护士小丽立即赶到张奶奶床旁。发现张奶奶输液的手臂肿胀明显。问明缘由，才知道 15 分钟前张奶奶没有听从护士的叮嘱，自己提着输液瓶上了厕所，在上厕所的过程中不小心牵拉了外周静脉留置针。回来后发现药液滴得不是很快，而药液没有很多了，以为是正常现象，就没有喊护士，结果手越肿越大。

小丽一直担心的事情还是发生了：张奶奶家住偏远农村，儿子儿媳在外打工，经济困难，家里距离县城又很远。因此拒绝置入保护血管的 PICC，而是使用外周静脉留置针进行化疗药物的输注。虽然今天化疗时小丽已再三告诉张奶奶和她的孙女，强调未经护士允许不能上厕所，输液有任何异常及时告诉护士。没想到张奶奶不想麻烦别人，仍然坚持自己上厕所，导致化疗药物外渗。小丽立即为张奶奶进行了局部封闭等处理，并班班交接。但第二天张奶奶的手臂还是起了很多水疱，并出现了皮肤溃烂，张奶奶真是痛上加痛，后悔没有听护士的话。

上述案例中张奶奶"鼓包"的主要原因是没有按照护士的建议使用 PICC 输液，输液期间又独自如厕，在如厕的过程中不小心将外周静脉留置针拉出，致使化疗药物漏到血管外，造成严重的后果。

那么，哪些人容易"鼓包"？有办法预防吗？"鼓包"了又怎么办？一起来看一看吧！

（1）什么是"鼓包"？

"鼓包"用医学术语描述叫作药物外渗或药物渗出，指静脉输液过程中，药液进入静脉管腔以外的周围组织。"鼓包"是经外周静脉输注药物时常见的并发症，输液工具的脱出及血管通透性的改变等是发生"鼓包"的常见原因。

"鼓包"对病人的危害程度要看是由什么药物引起的。"鼓包"时如果输注的是普通药物，它漏到血管外的周围组织，对人体伤害小，仅仅是漏出部位有肿胀感，过几天机体会自然吸收。如果是输注化疗药物（个别对组织没有刺激性的化疗药物除外）、升压药物、高渗药物等刺激性、腐蚀性药物漏到血管外的周围组织，对局部组织伤害大，严重者会发生溃烂坏死。

（2）发生"鼓包"的原因有哪些？

① 输液工具脱出：输液工具脱出血管是"鼓包"的常见原因，比如使用一次性静脉输液钢针、外周静脉留置针输液时的针头脱出。

② 肥胖：由于肥胖者手背上的脂肪堆积，静脉血管表面的皮下脂肪比较厚，血管位置较深，导致静脉穿刺难度增大，多次穿刺可引起血管内皮损伤，容易引起"鼓包"。

③ 年龄：老年人身体活动能力相对下降，活动时易挪动针头，再加上老年人的血管脆、弹性差，很容易导致"鼓包"现象；同时老年人反应较迟钝，疼痛敏感度减低，"鼓包"时不易及时发现，发现"鼓包"时症状已比较严重了。

④ 疾病：重症病人常伴有微循环受损，其血管通透性增加，就像使用年数较久的水管，水管上面有很多沙眼，静脉输液时更容易发生"鼓包"。另外，糖尿病、周围血管疾病病人也容易出现"鼓包"。

⑤ 药物：有些药物自身的理化因素，可以增加静脉输液时"鼓包"的概率。如使用一次性静脉输液钢针或外周静脉留置针持续输注一些强酸性和强碱性的药物、渗透压高的药物、刺激性药物等，由于药物对血管壁易造成损伤，"鼓包"的风险也会增加。

（3）如何预防"鼓包"？

① 选择合适的输液工具：根据输液时间、药物性质及病情选择合适的输液工具。普通药物且周期较短的治疗可以使用一次性静脉输液钢针或外周静脉留置针从外周静脉输注，刺激性强的药物尽量使用中心静脉导管输注。

②加强固定：对于儿童、老年人、不合作的病人，输液过程中可使用辅助装置，如手套、绷带、专用保护套等固定好输液工具，注意不要牵拉输液工具，避免输液工具滑出血管壁。

③良好的遵医行为：输液时病人及家属要认真记住医务人员交代的注意事项。可以适当活动，避免大幅度动作等。如若出现"鼓包"须立刻告知医务人员。

（4）"鼓包"后怎样处理？

①立即报告：输液过程中发现皮下"鼓包"，不要惊慌，首先呼叫医务人员，同时将输液管的流速调节器关闭，找不到流速调节器的病人可以将输液管反折，注意不要将输液的针头或管道拖出，不然"鼓包"会更加严重。

②局部封闭：如果"鼓包"由刺激性、腐蚀性等药物引起，护士会立即进行局部封闭，减轻"鼓包"造成的损伤，同时可缓解疼痛。如果是维生素类、5%葡萄糖等普通药物外渗，包块较小且无不适症状，无须封闭，可自行恢复。

③冰敷或热敷：普通药物外渗，如维生素类、5%葡萄糖等，当包块超过24小时还未被吸收，并伴有胀痛，可用热毛巾局部热敷，加快血液循环，有助于包块的吸收，使用水胶体等敷料外贴也能促进包块吸收。

化疗药物外渗，医务人员会根据药物性质选择冰敷或热敷。如氮芥、多柔比星等化疗药渗漏24小时内，首选局部冰敷，可减少局部疼痛和炎症反应，减少渗出药物向周围的扩散。记住多柔比星这一类化疗药外渗后24小时内禁止热敷；而长春新碱类药物外渗时应禁止冷敷，冷敷会加重渗出药物对局部的损伤，应行局部热敷，促进局部微循环，加速渗出药物的吸收和代谢。

冷敷温度4℃~6℃，热敷温度40℃~60℃，儿童、老年病人热敷温度不超过42℃，每日3~4次，每次15~20分钟，外敷面积大于渗出面积。

④ 中药外敷疗法：若因长期输注药物导致的炎性渗出，可采取中药外敷疗法。常用的方法有如意金黄散外敷、马铃薯外敷、芦荟涂抹外敷等。

⑤ 外科治疗：若因药物外渗导致广泛组织坏死，可进行手术清创、皮瓣移植、植皮等。

总之，正确选择输液工具、妥善固定输液工具、不忘活动注意事项、良好的遵医行为，可有效减少"鼓包"的发生。一旦发生"鼓包"，千万不要自行处理，一定要及时告知医务人员，由专业的医务人员进行处理。

案例分析三：李大哥的 PICC 为什么移位了？

口颊癌术后复发的李大哥第二次入院化疗时，感觉右侧颈部疼痛。遵医嘱进行了 PICC 尖端定位，X 线胸片显示 PICC 尖端位于右侧颈内静脉内。这时，李大哥被告知，自己 32 日前置入的 PICC 尖端由胸部的上腔静脉跑到脖子上的颈内静脉，PICC 发生移位了。

李大哥的 PICC 为什么会发生移位呢？询问情况后才知道，李大哥爱好钓鱼，带管在家休息期间，经常去钓鱼。由于钓鱼甩杆时手臂大幅度伸展，带动导管在体内漂移至颈部血管。

那么还有哪些因素会导致 PICC 移位？如何预防 PICC 移位？PICC 移位后怎么处理呢？一起来了解一下吧。

（1）什么是 PICC 移位？

PICC 尖端正常位置是位于腔静脉内。PICC 移位是指 PICC 尖端由于各种原因脱离正常位置，移位到腔静脉以外的部位。

（2）PICC 移位的常见原因有哪些？

① 肢体大幅度活动：上肢置管者手臂大幅度活动可导致导管移位，移位到颈内静脉最为常见。下肢置管者跳跃可致使导管下垂。

②PICC 脱出：更换衣物时拉扯和 PICC 固定不牢都有可能导致 PICC 脱出而致移位。

③ 胸腔压力增高：剧烈咳嗽、呕吐、便秘等引起胸腔内压力增高的因素也可导致 PICC 移位。

（3）如何预防 PICC 移位？

① 活动适当：上肢置管侧手臂不宜做肩关节大幅度甩动的动作，如游泳、打乒乓、打网球、钓鱼等。有些人喜欢睡觉时双手上举或把手枕放在后脑勺上，这些动作也可导致 PICC 移位，留置 PICC 期间需要避免做这些动作。

下肢置管者不宜做跳跃、跑步等运动，以免导致导管下垂。

② 正确穿脱衣服，妥善固定导管：在日常生活中要注意穿宽松衣物，穿衣服时先穿置管侧的衣袖；脱衣服时，先脱置管对侧的衣袖。生活中如有必要时，可使用袖套等外固定物品包裹住贴膜及接头处，避免牵扯。

定期进行导管维护，妥善固定导管，以免贴膜松脱导致导管部分脱出致移位。

③ 避免胸腔压力增高：日常生活中要注意防寒保暖，避免感冒咳嗽。多吃新鲜蔬菜水果，保持大便通畅。如果出现剧烈咳嗽、呕吐以及便秘时，一定要及时去医院进行处理。

（4）PICC 移位后如何处理？

通常拍 X 线胸片可以明确 PICC 尖端位置，判断 PICC 是否移位。如果发现 PICC 移位，需对尖端位置进行调整。如果 PICC 调整不到理想位置，医务人员会根据 X 线胸片显示的尖端位置决定后续的使用情况及留置时间。PICC 尖端位置不在腔静脉内，就只能作中线导管使用，可再留置 1~4 周，不能持续输注发泡性、肠外营养液、强酸强碱和高渗透压的液体。

总之，PICC 移位与病人是否严格按照医务人员交代的按时维护、正确活动等息息相关，所以做一个"听话的宝宝"，可有效减少 PICC 移位的发生。

案例分析四：关于输液港的那些事

68 岁的张奶奶患上了乳腺癌，为了完成化疗她植入了输液港。在完成 6 个疗程的化疗后，张奶奶回到家休养。

第二天，张奶奶隐隐感觉昨天打过针的输液港注射座部位有些发痒，就忍不住搔抓起来。这时许久未见奶奶的 2 岁孙女，扑到奶奶怀里，开始好奇地用手抚摸奶奶胸部上圆圆的"小纽扣"，于是张奶奶红肿的注射座皮肤上又添上了孙女的黑手指印。张奶奶赶紧洗澡，想将皮肤上的"手指印"冲掉。

第三天，张奶奶感觉注射座部位皮肤瘙痒加重，且有些红肿。但因为做完化疗刚出院，张奶奶不愿再回到医院。

第四天，张奶奶感觉注射座部位红肿症状加重，发红的皮肤又热又痛，还有黄色的水流出来。她赶紧用家里剩余的聚维酮碘擦了下流水的部位。

第五天，张奶奶感觉注射座部位疼痛进一步加重，由于家人没有时间陪她去医院，也没有去医院处理。

一直等到第八天，张奶奶才在女儿的陪同下来到医院就诊。

护士检查她的注射座部位，发现注射座上面的皮肤红肿、溃烂，中间隐隐约约露出部分注射座。主管医生考虑到病人输液港注射座局部皮肤感染，注射座已暴露，且注射座上面的皮肤分泌物已培养出金黄色葡萄球菌，于是取出了输液港，并行进一步的检查治疗。

　　上述案例中，张奶奶发生了输液港注射座表面皮肤感染溃烂，致使注射座暴露，且注射座上面的皮肤分泌物已培养出金黄色葡萄球菌，最终导致输液港被提前取出。

　　那么输液港注射座暴露的原因有哪些？如何避免此种情况发生呢？发生输液港注射座暴露要如何处理？下面一起来学习一下吧。

　　（1）什么是输液港注射座暴露？

　　正常情况下，输液港注射座表面皮肤是完整的。在某些因素的影响下注射座上皮肤裂开，肉眼能看到埋在皮下组织中的注射座，这就是输液港注射座暴露。病人在院外发现注射座暴露要及时去医院就诊。

　　（2）输液港注射座暴露的原因有哪些？

　　① 伤口愈合不良：植入输液港的伤口愈合不良可导致注射座暴露。其主要原因有伤口合并感染、病人营养不良或免疫力低下等，如晚期肿瘤、糖尿病等疾病影响伤口的愈合。未愈合好的伤口在病人活动牵拉下，伤口有可能裂开，致使输液港注射座暴露。

　　② 注射座针眼感染：使用输液港输液时需要用无损伤针插入注射座，输液完毕后拔出无损伤针后会在皮肤上留下一个针眼。如果针眼没有愈合前被污染，比如脏手抚摸、淋浴等，且病人免疫力低下，又没有及时处理，就会引起针眼感染，若感染持续加重，严重者会出现皮下组织裂开，致输液港注射座暴露。

　　③ 皮炎：临床上医务人员多选择透明敷料固定无损伤针，有些病人使用透明敷料后，皮肤出现皮炎。这时如果病人抓挠，引起了皮肤感染，没有及时治疗，或者病人免疫力低下，感染部位

进一步扩大，增加再次感染的概率，形成恶性循环，最后致使皮肤溃烂、坏死，导致注射座暴露。

④ 注射座表面皮肤变薄：病人长期留置输液港，因营养不良和疾病进展等原因导致皮下脂肪减少，皮肤几乎紧贴输液港注射座，轻微的碰撞、抓挠、皮肤感染就有可能导致注射座暴露。

（3）怎样预防输液港注射座暴露？

① 注意观察伤口愈合情况：病人在输液港植入手术后要按照医务人员的要求换药。在伤口未愈合前避免伤口接触生水、污迹，保证伤口的清洁和干燥，防止感染的发生。平时要注意观察伤口愈合情况，发现伤口有分泌物流出、长时间未愈合等情况应去医院找医务人员处理，医务人员会根据具体情况采取抗感染、促进伤口愈合等措施。

② 避免针眼感染：输液港维护拔针后留下的针眼应用敷料覆盖 24 小时，须等穿刺针眼完全愈合后才可以淋浴，针眼未愈合之前，用生理盐水轻轻清洗，必要时使用符合要求的消毒剂消毒，再用创可贴覆盖。儿童不要玩耍输液港注射座，保持注射座周围皮肤清洁。

③ 及时治疗皮肤疾患：发现输液港注射座处皮肤红斑、肿胀、破损应及时告诉医务人员。治疗皮肤疾患过程中要严格按照医务人员的要求用药，并注意观察药物疗效，发现异常或没有好转要及时告诉医务人员。

④ 加强营养：众所周知，皮肤薄易破损，免疫力低下易引起感染，尤其是肿瘤病人。肿瘤病人由于放化疗的毒副作用，导致食欲下降，肠道吸收功能不良，体重不断下降。所以要加强营养，平时多吃清淡、易消化、高蛋白的饮食；食欲差或呕吐者，可以少食多餐。

⑤ 保护好注射座处的皮肤：留置输液港期间需保护好注射座

处的皮肤，防止碰撞注射座。女性应穿柔软棉质内衣，避免内衣肩带摩擦注射座上的皮肤。穿脱衣服时避免衣领对注射座处皮肤的摩擦。洗澡时应轻柔擦洗注射座部位的皮肤，严禁暴力擦洗。注意修剪指甲，以免划伤注射座处皮肤。避免颈部、胸部和上肢的剧烈运动等增加对注射座处皮肤的牵拉。

⑥ 经常观察注射座皮肤：经常用镜子等辅助工具观察注射座处皮肤有无红肿、渗血、渗液、皮肤破损及其他异常，发现异常要及时去医院找医务人员处理。

（4）输液港注射座暴露的处理方法有哪些？

病人或家属在院外时肉眼可见输液注射港座，可自行使用符合要求的消毒剂消毒，无菌纱布覆盖，胶布固定，然后去医院找医务人员处理。医务人员会根据具体情况采取缝合、抗感染、拔除输液港等处理措施。

总之，引发输液港注射座暴露的因素有很多，如处理不及时可致败血症等全身血流感染，致使提前拔港。在携带输液港的日常生活中，病人要注意保持注射座处皮肤的完整性，防止输液港暴露。医务人员、病人共同努力，延长输液港留置时间，减轻病人痛苦，降低医疗费用。

参考文献

[1]　中华人民共和国国家卫生和计划生育委员会 . 静脉治疗护理技术操作规范 :WS/T 433—2013[S]. 北京 : 中国标准出版社，2013.

[2]　李小寒，尚少梅 . 基础护理学 [M]. 北京 : 人民卫生出版社，2017.

[3]　谌永毅，李旭英 . 血管通道护理技术 [M]. 北京 : 人民卫生出版社，2015.

[4]　杨宝峰 . 药理学 [M]. 北京 : 人民卫生出版社，2013.

[5]　国家卫生健康委员会医院管理研究所 . 预防血管内导管相关性血流感染过程质控工具包（试用版）.（2021-10-26）[2022-04-30].http://www.niha.org.cn/hwaciis/news/publish/sevenInner?id=1284&title=%E4%B8%8B%E8%BD%BD%E4%B8%93%E5%8C%BA.

[6]　朱建英，钱火红 . 静脉输液技术与临床实践 [M]. 北京 : 人民军医出版社，2015.

[7]　乔爱珍 . 安全输液百问百答 [M]. 北京 : 人民卫生出版社，2015.

[8]　钟华荪，张振路 . 静脉输液治疗护理学 [M]. 北京 : 人民军医出版社，2014.

[9]　ALBERT-MARI A，JIMENEZ-PULIDO I，JOSE-RUIZ B S，et al. Antineoplastic extravasation management：consensus of the spanish oncology pharmacy group（Gedefo）[J]. J Oncol Pharm Pract，2022，28（5）:1-10.

[10]　European Pressure Ulcer Advisory Panel，National Pressure Injury Advisory Panel and Pan Pacific Pressure Injury Alliance. Prevention and Treatment of Pressure Ulcers/Injuries：Quick Reference Guide[M]. Emily Haesler（Ed.）. EPUAP/NPIAP/PPPIA：2019.

[11]　徐洪莲 . 药物外渗伤口的护理 [J]. 上海护理，2021，21（3）：72-75.

[12]　杨洪华，刘万里，贺连香，等 . 降低留置针药物外渗的循证护理实践 [J]. 护士进修杂志，2020，35（19）：1734-1738.

[13]　吴喻 . 品管圈管理在减少肿瘤静脉化疗药物外渗中的效果观察 [J]. 当代护士（上旬刊），2020，27（3）：159-161.

[14]　刘维海，常青 . 药物外渗的原因分析及处理措施 [J]. 中国医院用药评价与分析，2020，20（9）:1150-1152.

[15] 成芳，傅麒宁，何佩仪，等．输液导管相关静脉血栓形成防治中国专家共识（2020 年版）[J]．中国实用外科杂志，2020，40（4）:377–383.

[16] 中华医学会外科学分会血管外科学组．深静脉血栓形成的诊断和治疗指南（第三版）[J]．中华普通外科杂志，2017，32（9）:807–812.

[17] 中华护理学会静脉输液治疗专业委员会．静脉导管常见并发症临床护理实践指南 [J]．中华现代护理杂志，2022，28（18）:2381–2393.

[18] 崔焱，仰曙芬．儿科护理学 [M]．北京：人民卫生出版社，2017.

[19] 江载芳，申昆玲，沈颖，等．诸福棠实用儿科学 [M].8 版．北京：人民卫生出版社，2018.

[20] 易著文，尹飞．基层儿科医生必读 [M]．北京：人民卫生出版社，2018.

[21] 于普林．老年医学 [M]．北京：人民卫生出版社，2019.

[22] 李法琦，司良毅．老年医学 [M]．北京：科学出版社，2020.

[23] 尤黎明，吴瑛．内科护理学 [M]．北京：人民卫生出版社，2019.

[24] 刘景汉，汪德清．临床输血学 [M]．北京：人民卫生出版社，2011.

[25] 夏琳，姜悦．临床输血医学检验 [M]．武汉：华中科技大学出版社，2014.

[26] 陈小伍，于新发，田兆嵩．输血治疗学 [M]．北京：科学出版社，2012.

[27] 杨成民，刘进，赵桐茂．中华输血学 [M]．北京：人民卫生出版社，2018.

[28] 国家消化内镜质控中心，国家麻醉质控中心．中国消化内镜诊疗镇静／麻醉操作技术规范 [J]．中华消化内镜杂志，2018，35（12）:946–949.

[29] LIN O S. Sedation for routine gastrointestinal endoscopic procedures：a review on efficacy，safety，efficiency，cost and satisfaction [J]. Intestinal Research，2017，15（4）:456–466.

[30] LICHTENSTENIN D R，JAGANNATH S，BARON T H，et al. RETRACTED：sedation and anesthesia in GI endoscopy[J]. Gastrointestinal Endoscopy，2008，68（2）:205–216.

[31] 张玉亮，王吉平．单用丙泊酚静脉注射行无痛胃肠镜联合检查 1000 例临床体会 [J]．中国医药指南，2013，11（13）:622–623.

[32] 欧阳贺月，黄龙淳．单纯丙泊酚与芬太尼联合丙泊酚用于无痛电子胃镜的效果对比 [J]．中国当代医药，2013，20（13）:88–89，91.

[33] 刘伊丽，宾建平，查道刚．超声造影学 [M]．北京：人民卫生出版社，2021.

[34] 李雪，曾登芬．医学影像科护理工作手册 [M]．北京：人民军医出版社，2014.

[35] 金征宇，龚启勇．医学影像学 [M]．北京：人民卫生出版社，2015.

[36] 中华医学会放射学分会对比剂安全使用工作组．碘对比剂使用指南（第 2 版）[J]．中华医学杂志，2014，94（43）:3363–3369.

[37] 中华护理学会内科专业委员会．含碘对比剂静脉外渗护理管理实践指南 [J] 中华护理杂志，2021，56（7）:1–9.

[38] 中华人民共和国生态环境部．核医学辐射防护与安全要求：HJ 1188—2021[S/OL]．https://www.mee.gov.cn/ywgz/fgbz/bz/bzwb/hxxhj/xgbz/202109/t20210922_952244.

shtml

[39] 国家药典委员会.中华人民共和国药典（2015年版）[M].北京：中国医药科技出版社，2015.

[40] 中华医学会核医学分会体外分析学组.核医学体外分析实验室管理规范[J].中华核医学与分子影像杂志，2015，35（4）：327-337.

[41] 刘兴党，顾兆祥.核医学质量控制与管理[M].上海：复旦大学出版社，2018.

[42] 李亚明，安锐，陈萍."核"你一起医学揭秘[M].北京：科学出版社，2018.

[43] GORSKI L A，HADAWAY L，HAGLE M E，et al. Infusion Therapy Standards of Practice：8th Edition[J]. J Infus Nurs，2021，44（1S Suppl 1）：S1-S224.

[44] 中国研究型医院学会护理分会项目组.中等长度静脉导管临床应用专家共识[J].中华护理杂志，2020，55（supplement）：43-50.

[45] 杨璐，张晓璐，郑莹莹，等.如意金黄散外敷治疗静脉输液患者药物外渗疗效的Meta分析[J].湖南中医杂志，2020，36（6）:125-128.

[46] 李来娟，蒋琪霞，谷宇，等.中药如意金黄散早期湿敷在药物外渗性皮肤损伤中的效果分析[J].中华现代护理杂志，2020（13）:1783-1788.

图书在版编目（ＣＩＰ）数据

静脉治疗病人必读 / 夏开萍，袁忠，林琴主编. —长沙 ：湖南科学技术出版社，2023.9
ISBN 978-7-5710-2381-2

Ⅰ．①静… Ⅱ．①夏… ②袁… ③林… Ⅲ．①静脉注射—输液疗法 Ⅳ．①R457.2

中国国家版本馆 CIP 数据核字(2023)第 155926 号

JINGMAI ZHILIAO BINGREN BIDU

静脉治疗病人必读

主　　编：夏开萍　袁　忠　林　琴
出 版 人：潘晓山
策划编辑：梅志洁
责任编辑：唐艳辉
出版发行：湖南科学技术出版社
社　　址：长沙市芙蓉中路一段 416 号泊富国际金融中心
网　　址：http://www.hnstp.com
邮购联系：0731-84375808
湖南科学技术出版社天猫旗舰店网址：
　　　　　http://hnkjcbs.tmall.com
邮购联系：0731-84375808
印　　刷：长沙市雅高彩印有限公司
　　　　　（印装质量问题请直接与本厂联系）
厂　　址：长沙市开福区中青路 1255 号
邮　　编：410153
版　　次：2023 年 9 月第 1 版
印　　次：2023 年 9 月第 1 次印刷
开　　本：880mm×1230mm　1/32
印　　张：8
字　　数：192 千字
书　　号：ISBN 978-7-5710-2381-2
定　　价：69.00 元

（版权所有 · 翻印必究）